Eutrophologie

Die Wissenschaft vom bekömmlichen Essen Eine Verhaltenstherapie

Von Dr. med. Wilfried Dogs

Ein Lehr-, Lern- u. Lesebuch für
einen wichtigen Bereich der Lebenskunst
— eine autogene Verhaltenstherapie
zum Se bstvertrauen

DURA-VERLAG, Tossens

CIP-Kurztitelaufnahme der Deutschen Bibliothek

Dogs, Wilfried:
Eutrophologie. Die Wissenschaft vom bekömmlichen Essen, eine Verhaltens-therapie/von Wilfried Dogs. —Tossens: Dura-Verlag, 1987
  ISBN 3-926703-00-8

Gesamtherstellung: Intersatz, Heinrichsallee 18, 51 Aachen

Inhalt

Eutrophologie

Die Wissenschaft vom bekömmlichen Essen

Zu diesem Buch:

Als Autor vieler Sachbücher habe ich eigentlich schon immer ein ungutes Gefühl gehabt, weil ich zu sehr auf das Sachliche und „Wissenschaftliche" eingestellt war und glaubte eingestellt sein zu müssen. Ich möchte jetzt einmal ein Buch schreiben — natürlich auch wieder ein Sachbuch — in dem ich mich aber vorwiegend auf Sie, den Leser einstelle. Ich kenne Sie natürlich nicht, aber Sie sind mir primär sympathisch, weil Sie dieses Buch gekauft oder geliehen haben.

Ich meine damit aber vor allem, ich möchte den einzelnen Menschen ansprechen, Sie, der Sie bereit sind, mit mir hier ein gedankliches Neuland zu betreten, das Ihnen mit Sicherheit aber schon im wesentlichen bekannt ist. Sie haben es vielleicht nur noch nicht aus dieser Perspektive gesehen und ich hoffe, daß ich Ihnen hier eine Perspektive eröffne, die für Sie neue Möglichkeiten Ihrer eigenen Lebensgestaltung erschließt.

Mir schwebt dabei das alte Bild vom „geneigten Leser" vor, d.h. von einem Menschen, der nicht nur mit dem Verstand und dem Bewußtsein etwas aufnimmt, sondern bereit ist, auch seine eigene Gefühlswelt zu eröffnen und eröffnen zu lassen.

Das ist nämlich für dieses Buch eine wichtige Voraussetzung. Wir müssen auf diesem Wege den Bereich des Bewußtseins und Verstandes oft verlassen, weil er alleine nicht ausreicht, um die Dinge, die wir hier betrachten wollen zu verstehen. Wir wollen aber zugleich auch den Weg der Wissenschaft und der Naturwissenschaft nicht etwa aufgeben oder verlassen. Ich möchte ein lebendiges Buch schreiben!

Die alten wissenschaftlichen Schriften vor 100 und 200 Jahren und noch davor waren sehr lebendig, weil sie viele Dinge enthielten, die wir heute als Magie oder Mystik bezeichnen. Das sind aber keine Dinge, die wir einfach über Bord werfen dürfen, sondern sie stellen mit den damaligen Möglichkeiten der Gedankenübertragung und Mitteilung einen Versuch dar, den Hintergrund und das Unverstehbare, das eigentlich der entscheidende Faktor in jeder Naturwissenschaft ist, zu erfassen.

Ob das mit den heutigen Möglichkeiten der Sprache allerdings überhaupt noch möglich ist und ob es mir vor allen Dingen auch gelingt, dieses Vorhaben auszuführen, ist außerordentlich fraglich und soll Ihrem eigenen Urteil überlassen bleiben. Möglich ist es aber überhaupt nur, wenn auch Sie als der geneigte Leser bereit sind, meinem, vielleicht stümperhaften Versuch zu folgen.

Natürlich wissen Sie genauso wie ich, daß die wesentlichen Dinge im Leben nicht berechenbar und meßbar sind. Völlig unwägbare Faktoren wie Liebe, Zuneigung, Sehnsucht, Hoffnung aber auch Abneigung, Haß und viele andere Gegebenheiten beeinflussen unser Handeln und bewußtes Berechnen viel mehr, als wir es im Bewußtsein zu merken vermögen. Wir nennen die Summe dieser Gegebenheiten, die unser Leben eigentlich erst bestimmen, den Bereich des Emotionalen oder die Gefühlswelt. Diese wurzelt aber ganz tief im Unterbewußten der Seele und läßt sich berechnend und messend, nicht erfassen.

Der Vater der Psychoanalyse, der Wiener Nervenarzt Professor Sigmund Freud, hat als erster von dem Bereich des Unbewußten der Seele gesprochen und diesen zur Grundlage der Betrachtung in seiner Psychotherapie gemacht. Vor seiner bahnbrechenden Arbeit mit den damals aufregenden Veröffentlichungen in Wien war das Unbewußte natürlich auch schon bekannt, aber es gehörte fast ausschließlich in die Domäne der Theologie. Wenn es zu Störungen kam, die nach Freud als neurotisch bezeichnet wurden, dann hat man damals den Teufel auszutreiben versucht.

Die Erfahrungen der Psychoanalyse, die bahnbrechend für die ge-

6

samte moderne Psychotherapie geworden sind, zeigten, daß in diesem Bereich des Unbewußten hochdynamische Prozesse abliefen. Sie waren und sind allerdings mit dem Verstand und dem Willen nicht zu erfassen oder zu steuern, weil es eben das Un - bewußte ist.

Hier liegen aber auch zugleich die Wurzeln der tragenden Lebensdynamik: der Sehnsucht, der Liebesfähigkeit, des Glaubens und Hoffens und der ganzen Fühlfähigkeit. Das ist dieser schon zitierte Emotionalbereich, den wir mit dem Verstand und dem Bewußtsein nicht zu errreichen oder gar zu lenken oder zu steuern vermögen.

Sie werden verstehen, lieber Leser, daß wir diesen Bereich für unser Thema des bekömmlichen Essens und der Möglichkeiten einer Lebenskunst unbedingt brauchen. Es kann sein, daß einige Formulierungen von mir Sie zunächst ab — oder erschrecken, aber ich muß hier um Geduld bitten: Ich hoffe, Sie werden schnell merken, warum es vielleicht wichtiger ist, daß Sie fühlen wie ich es meine, als zu verstehen, was ich schreibe.

Etwas elegisch gesagt: Ich möchte Sie zu einem Symposion einladen, zu einem gemeinsamen Nachdenken in aufgeschlossener Atmosphäre. Dabei ist es von Bedeutung, daß das Wort „Symposion", das heute oft für wissenschaftliche Kongresse benutzt wird, eigentlich „Gastmahl" heißt. Lassen Sie es sich also bitte munden.

I. Kapitel

Jede Wissenschaft zerstört die Wirklichkeit

In der ostasiatischen Mythologie heißt es: „16 Speichen führen zur Nabe. Durch ihr Nicht ist das Rad gut." Dem Abendländer ist vielleicht das mathematisch-geometrische Bild näherliegend: Wir leben im sogenannten dreidimensionalen Raum. Die nullte Dimension ist der Punkt. der keine Ausdehnung hat, die erste Dimension ist der Strich, seine Gestalt ist die erste Ausdehnung des Punktes in eine Linie. Die zweite Dimension ist die Fläche. Sie wird von Linien begrenzt. Die dritte Dimension ist der Raum. Er wird von Flächen begrenzt. Die vierte Dimension ist — da hört unser Vorstellungsvermögen auf, denn sie müßte von Räumen begrenzt sein. Schon sind wir mitten im Unfaßbaren und Unberechenbaren. Auch wenn der Mathematiker mit der x-ten Dimension zu rechnen vermag. Die Berechenbarkeit ist nicht identisch mit dem Vorstellungsvermögen.

Die Physik beschert uns ähnliche Beispiele: der gekrümmte Raum die Antimaterie oder der Beweis, daß es Materie überhaupt nicht gibt, weil der kleinste Teil jeder Materie eigentlich „nur" geballte Energie ist. „Ich" bin aber materiell genauso da wie mein Haus, mein Tisch und mein Stuhl. Hier stimmen einfach die Einheiten unser Begriffsvorstellung nicht.

Der Ursprung der Wissenschaft und Forschung — die Scientia universalis war eigentlich früher die „universitas literarum" und sie versuchte, das Ganze in seinem Zusammenhang zu erfassen. Im Mittelalter spielten die Gottesbeweise eine tragende Rolle. Tomas von Aquino, Bonaventura u.a. haben hier führende Werke geschrieben, bevor es noch die Buchdruckerkunst gab.

Dann etablierte sich die beschreibende Naturwissenschaft, die Medizin und die ordnende Wissenschaft, die Jurisprudenz. Aber erst mit der beginnenden Aufklärung im 18.Jh. wuchsen die experimentelle wissenschaftliche Erkenntnisform und das Erkennen der Naturgesetze. Damit wurde die analysierende Wissenschaft geboren und das Spezialistentum entstand. Die Aufklärung bescherte den dialektischen Materialismus und die Psychoanalyse.

Der dialektische Materialismus, den Karl Marx zur Philosophie seiner Ideologie erhob, behauptete, daß man alles kausal erklären könne. Soweit es uns noch nicht möglich ist, fehlen uns einfach noch die technischen und physikalischen Voraussetzungen der beweisenden Meßbarkeit.

Die Psychoanalyse eroberte mit Freud den Bereich des Unbewußte und zerstörte ihn zugleich mit der Vorstellung, daß man durch spontane Assoziation und Traumverarbeitung das Unbewußte berechenbar machen könne. Die Rumpelstilzchen-Vorstellung, daß der Bann des „bösen Geistes" gebrochen ist, wenn man seinen Namen weiß, geistert heute noch durch die psychotherapeutischen Universitätskliniken und Praxen.

Dabei ist in allen wissenschaftliche Bereichen längst bewiesen, daß die analytische Arbeit, die die kausalen Zusammenhänge aufdeckt, zugleich die Wirklichkeit des Ganzen zerstört. Dabei ist die analytische Arbeit in jedem Wissenschaftsbereich natürlich von höchster Bedeutung, aber sie wird zum Fluch, wenn sie die Achtung vor dem Ganzen verliert.

In der Chemie ist es hochwichtig, einzelne Stoffe aus Verbindungen zu analysieren und ihre Struktur und Möglichkeit festzustellen. Die ganze Verbindung hat aber völlig andere Eigenschaften als die Summe aller einzelnen Stoffe.

In der Psychologie ist es ähnlich wie in der Chemie und in der Physik: Wenn zwei Menschen sich lieben, so entsteht ein ganz neues eigenes geistiges Sein: das „Wir". Das ist nicht Hans + Grete, sondern etwas ganz Neues, Eigenartiges, das fühlbar aber nicht meßbar und beweisbar im Raum steht. Das „Wir" kann genauso krank werden wie das „Ich". Das ist eine eigene Realität, die aber nicht berechenbar ist wie ein Tisch oder ein Stuhl. Trotzdem ist es ein realer Faktor, der das Leben von Hans und Grete viel mehr formt, als die üblichen berechenbaren Faktoren etwa wie das Bankkonto oder das Auto.

Überall begegnet die berechnende Wissenschaft den unberechenbaren Faktoren und klammert sie zumeist einfach aus. In der medizinischen Wissenschaft sieht es folgendermaßen aus: Der Mensch wird analysiert und in seine Bestandteile zerlegt, um eine brauchbare Wissenschaft daraus zu machen. In den Lehrbüchern zerfällt der Mensch in Magen-Darm-Trakt, Atmungssystem, Nervensystem, Kreislaufsystem, Urogenitalsystem u.a.m. Der lernende Arzt weiß zwar, daß es nur eine Hypothese ist, um die einzelnen Funktionen besser verstehen zu können, aber behält er dabei wirklich die Achtung vor dem ganzen, vor dem eigenen Menschen, vor dem eigenen Ich? Diese einzelnen Systeme sind doch nur Funktionsakzentuationen, die aber völlig integrieren und erst durch das Ineinandergreifen überhaupt lebensfähig werden. Das ganze eigene „Ich" ist doch etwas ganz anderes als die Summe aller Systeme.

Der analysierende Medizinwissenschaftler stößt dann aber genauso schon bei der Analyse auf den Bereich des Unbegreifbaren und der wird dann einfach ausgeklammert und man spricht von „dem Psychischen" — das klingt wissenschaftlicher als „die Seele", ist aber genauso ein Kotau vor dem Unbegreiflichen. Dieses „Psychische" wird dann zur Domäne der Psychotherapie genauso wie Rachen und Nase für den Hals-Nasen-Ohrenarzt, das Urogenitalsystem für den Urologen und der Kreislauf für den Internisten zur Domäne werden. Jeder beackert sein Feld und die interkolligiale Kommunikation vermag nicht darüber hinwegzutäuschen, daß die Summe aller Felder noch lange nicht das ganze Ich ist.

Die Freud'sche Psychoanalyse ist, obwohl sie weiterhin tapfer praktiziert wird, lange durch wissenschaftliche Untersuchungen und durch die einfache Feststellung widerlegt, daß sie zu keinen therapeutischen Erfolgen führt. Dabei wird immer wieder vergessen, daß die große und geschichtliche Bedeutung Sigmund Freud's darin liegt, daß er den Bereich des Unbewußten einmal naturwissenschaftlich dargestellt hat und aus den Armen der Theologie befreit hat. Daß er dabei, genauso wie viele Psychiater, Chirurgen, Internisten oder Hals-Nasen-Ohrenärzte die Achtung vor dem ganzen Menschen in seiner Eigenart und die

Bedeutung dieser individuellen Eigenart für die Therapie vergessen hat, erscheint demgegenüber unwichtig. Der technisch perfekte Chirurg muß sogar oftmals diesen eigentlich tragenden Hintergrund zurückstellen, um sich ganz auf die augenblicklich lebensbedrohliche Situation einstellen zu können. Wenn die Bauchhöhle geöffnet ist, ist keine Zeit für Betrachtungen zwischenmenschlicher oder erotischer Probleme, sondern hier ist die ganze Konzentration auf die augenblickliche Situation gerichtet. Das schließt keineswegs aus, daß der Chirurg nicht auch — wie wir es glücklicherweise oft erleben — ein gütiges Verstehen in seinem Herzen trägt und damit im Heilungsprozeß oftmals sehr entscheidend mithilft.

Wissenschaft zerstört die Wirklichkeit, sie muß sie zerstören, um wirklich zu klaren, faßbaren Ergebnissen zu kommen, aber sie darf dabei nicht die Achtung vor dem Ganzen und Einmaligen der Schöpfung verlieren.

Nur zu leicht ist natürlich die Reaktion, daß das Unverstehbare wie z.B. im vorhergehenden gesagt, die Psyche einfach ausgeklammert wird. Dieser durch die Analyse geschaffene Spezia bereich ist aber genauso integriert in das Gesamt des einzelnen Menschen wie der Kreislauf, das Nervensystem usw. Die Universitas, das Bemühen um das Geschehen des Ganzen, wie es in den Gottesbeweisen des Mittelalters zum höchsten Ziel jeder Universität gesetzt war, kann nicht ungestraft in den Hintergrund geschoben werden. Dann nämlich wird die Wissenschaft wirklich zur zerstörenden und sich in ihrer Zielsetzung selbst behindernden Mißgestalt.

Auf der anderen Seite wird ärztliches Arbeiten, das beide Perspektiven umfaßt, zur wirklichen ärztlichen Kunst. Der Künstler muß die Materie beherrschen, er muß Farben mischen können, er muß Musikinstrumente spielen können u.v.a.m. Er muß aber noch viel mehr können und das ist eigentlich Kunst; vielleicht Begnadung, vielleicht Eingebung — auf jeden Fall unberechenbar, unmeßbar und mit dem messenden Verstand nicht faßbar. Nicht ohne Grund spricht man im ärztlichen Bereich von „Kunstfehlern", aber dieser Begriff ist auch schon in der Rechtsprechung weitgehend abgewandelt und wird auf der gleichen Ebene abgehandelt wie etwa das menschliche Versagen eines Lokomotivführers, der ein Signal übersehen hat.

Namhafte Ärzte und Universitätslehrer weisen heute schon darauf hin, daß in dieser Mißachtung des Ganzen eines einzelnen Menschen die Ursache für das Versagen der milliardenschweren Krebsforschung liegt. Immer mehr ernsthafte Wissenschaftler also Analytiker — merken, daß sie hier mit ihrem Latein zu Ende sind und daß hier ursächlich Dimensionen eingreifen, die man mit dem Verstand nicht zu erfassen vermag.

Diese Erkenntnis ist aber mit Sicherheit nur für denjenigen Grund zur Resignation, der an seiner eigenen Gefühlsfähigkeit verzagt und verzweifelt ist. Der sich verrannt hat in die Welt des Berechenbaren und des Meßbaren. Die Wirklichkeit ist unendlich viel größer, reicher und gewaltiger, als unser Verstand es zu erfassen vermag. Die Spektralanalyse beispielsweise ist sicher eine sehr wichtige und auch erfolgreiche analysierende Wissenschaft, aber Goethe hat in seiner Farbenlehre alles das und viel mehr gesagt und umfaßt. Seine Farbenlehre führt zu einer umfassenden Konzeption des ganzen Kosmos, der gesamten Schöpfung, die Spektralanalyse zu wichtigen und technisch außerordentlich gut verarbeitbaren Erkenntnissen. Schön wäre die Universitas literarum, als Korb, in dem man alles zusammen vereinen könnte.

Damit sind wir eigentlich wieder bei unserem Bild von der Eutrophologie angelangt. Ich wollte nur einmal zur Einleitung grundsätzlich von der Fragwürdigkeit der Wissenschaft sprechen, wobei die Betonung auf dem Wort „Würdigkeit" liegt.

Ich betrachte die Eutrophologie auch als eine Wissenschaft, eine Wissenschaft vom bekömmlichen Essen und es wird nach dieser Vorrede verständlich sein, daß das eigentlich ein Widerspruch in sich ist. Bekömmliches Essen umfaßt Bereiche des Gefühls, des Erlebens, des unmittelbaren Schmeckens, Riechens und Sehens und Berührens. Es umfaßt also Bereiche der nicht meßbaren menschlichen Gegebenheiten.

Ich habe lange darüber nachgedacht, wie ich diese Wissenschaft nennen könnte. Einen Namen wollte ich haben, denn ein Name ist wie ein Korb, um viele verschiedene Dinge zusammentragen zu können. Es sind wirklich viele Aspekte und Erfahrungen, die hier zusammengefaßt werden sollen. Ich möchte also vorschlagen, daß wir diesen Korb, der viele Einzelbetrachtungen und Erfahrungen unter dem großen Gesichtspunkt des Tragbaren und Ertragreichen zusammenfaßt, „Eutrophologie" nennen.

In diesem Korb liegen neben der Ernährungswissenschaft, neben der Ernährungsphysiologie und Psychologie, neben der Diätetik und Gastronomie, neben der Soziologie und Kommunikationswissenschaft, neben der Architektur und Innenarchitektur und neben der gesamten ärztlichen Kunst auch die Theologie und der einfache Menschenverstand.

Es gibt unendlich viele Bücher und wissenschaftliche Abhandlungen über Diäten. Tausende namhafter Autoren haben darüber geschrieben und auch besondere Diäten entwickelt, die teilweise für einzelne Krankheitsgruppen, teilweise für das allgemeine Wohlbefinden bestimmt sind und Erfolg haben sollen.

Was hilft aber die schönste Diät, was hilft die korrekteste Befolgung, wenn die Nahrungsaufnahme in einer gehetzten oder gespannten Situation erfolgt, wenn atmosphärische Störungen und seelische Belastungen vielfältiger Art die Ruhe und Gelassenheit bei dem essenden Menschen beeinträchtigen.

Die Wissenschaft der Eutrophologie soll bemüht sein, die Gründe dieser Störungen zu untersuchen und positive Grundsätze für ihre Überwindung zu schaffen.

Die Gründe dieser Störungen, die die Nahrungsaufnahme, die Verdauung und den Stoffwechsel negativ beeinflussen, sind sowohl äußerlicher Art — Raumgestaltung, Essenssituation, Essenszubereitung, Raumatmosphäre — als auch soziologischer Art — die Gruppen- oder Familiensituation, Großverpflegung in Kantinen o.a. — als auch individueller Art — Stimmung und Einstellung zum Essen.

Sie, sehr verehrter, lieber Leser, sehen also, daß in diesem Korb die verschiedensten Dimensionen zusammengepackt werden. Die Begriffe sind dabei keineswegs geordnet, weil es Ober- und Unterbegriffe sind. Oft erscheint es so, als wenn ich sagen würde: Ein Apfel und ein Grafensteiner oder ein Wald und eine Fichte. Aber lassen Sie uns hier bitte nicht über Definitionsprobleme streiten. Es ist ohnehin schwer genug, in diesen weit verzweigten Bereichen mit Begriffen und abstrakten Worten zu arbeiten. Vielleicht versuchen Sie einmal — wie gesagt — zu fühlen, wie ich es meine. Ich möchte am Beispiel des geruhsamen bekömmlichen Essens die Problematik einer tragenden Lebenskunst darstellen und das ist außerordentlich schwierig, weil das mit Worten einfach alleine nicht möglich ist. Nehmen sie also bitte einmal diesen Korb „Eutrophologie" in Ihre Hand und lassen Sie uns damit weiterwandern.

II. Kapitel

Ich möchte mich wohlfühlen in mir selber. Ein bescheidener wichtiger Anspruch an das Leben.

Fühlen Sie sich eigentlich in sich selbst wohl? Das kann man ja doch nur immer auf den Augenblick bezogen beurteilen oder aussagen. Wie würden Sie es beschreiben, wenn Sie sich wohlfühlen: Ist es ein allgemeines Gefühl der inneren Ruhe, der Ausgewogenheit, der Gelassenheit? Braucht es nicht auch etwas Spannung und Sehnsucht? Wie oft definieren Menschen ihr Wohlgefühl mit der negativen Darstellung, daß sie keine Schmerzen haben, daß sie keine akuten Belastungen haben und daß sie sich im Augenblick nicht gestört fühlen. Ist es nicht oftmals auch wirklich schwer, ein Wohlgefühl zu definieren oder auch nur zu beschreiben?

Hinzu kommt, daß dieses „Sich-Wohlfühlen" keineswegs absolut objektivierbar ist. Mancher kann sich nach einem guten Essen, nach einem ausreichenden Schlaf, nach einer erfolgreich, mit viel Applaus gehaltenen Rede wohlfühlen, mancher in einer zärtlichen Umarmung, in der Geborgenheit und oft auch nur in Bezug auf eine gerade durchgemachte unangenehme Situation etwa einer Erlösung aus einer Gefahrensituation o.ä.

Für alle Situationen, gleich welcher Art, ist aber ein Faktor von universeller Bedeutung: nämlich, daß der einzelne Mensch überhaupt die Besinnung findet, sich einmal wohlzufühlen, einmal eine Pause zu machen und auf sich selbst bezogen zu sein. Tatsache ist, daß die meisten Menschen gar keine Zeit dazu haben, sich einmal wohlzufühlen. Sei es in der sogenannten Freizeitgestaltung, in der Animateure und Animateusen dafür sorgen, daß keine Besinnung aufkommt, sei es zum Fernsehen, sei es in beruflicher oder anderer Übersteigerung. Das Wort Action geistert heute schon wie eine Peitsche durch das Bewußtsein nicht nur junger Menschen. Sich wohlzufühlen bedingt aber eine Ruhe und eine Besinnung, überhaupt einmal für sich selbst Zeit zu haben und sich fühlen zu können.

Anders ist es, wenn Menschen sich nicht wohlfühlen, wenn sie Schmerzen haben oder Krankheitserscheinungen haben. Dann finden sie Zeit dafür und werden ja oft auch durch die Krankheit gezwungen, sich jetzt Zeit zu nehmen. Mir scheint, daß manchmal sogar ein gewisser Sinn der Krankheit darin liegt, daß der einzelne Mensch einmal zur Besinnung kommen soll. Ich habe bei sehr vielen schlafgestörten Menschen diesen psychischen Hintergrund beobachtet, nur leider lassen sich die Menschen selten von diesem Signal ihres eigenen Körpergeschehens beeinflussen und weichen dann auch lieber aus in irgendwelche Schlafmittel oder andere Medikamente der Reihe Psychopharmaka, anstatt die herrliche Ruhe einer schlaflosen Nacht zu genießen.

Bei der Definition des Wohlgefühls sehen wir also, daß wir bei der subjektiven Beurteilung auf viele fragwürdige Situationen stoßen. Anders ist es hier bei dem wissenschaftlich- psychologischen Versuch, einmal das Wohlgefühl zu definieren. Hier bietet sich das klassische Bild von der Ausgewogenheit an, das schon die alten Philosophen benutzt und gekannt haben. Eine innere Ausgewogenheit ist die unabdingbare Voraussetzung, daß bei der Bereitschaft zur Besinnung das bewußte Gefühl eines angenehmen Zustandes entsteht.

Was aber ist Ausgewogenheit? Dieser Faktor ist gewissermaßen die Lebensgrundlage unseres ganzen Kosmos und unseres psychosomatischen Geschehens. Plus und Minus, männlich und weiblich, zentrifugale und zentripetale Kraft sind die großen Akzente, die in ihrem ausgewogenen Gleichgewicht den Bestand des Kosmos erhalten. Die dynamische Spannung zwischen gegensätzlichen Polen ist die eigentliche Wurzel des Lebens.

Im menschlichen Organismus genau wie in der Seele, die ja beide zusammengehören, finden wir eine Fülle von derartig dynamischen Polarsystemen. Die vegetative Steuerung erfolgt von zwei gegensätzlichen Steuerungssystemen. Wir nennen sie Sympathikus und Parasympathikus, die erst in der Ausgewogenheit das darstellen, was wir Gesundheit nennen. Der eine verengt, der andere erweitert, der eine beschleunigt, der andere verlangsamt, und diese Dynamik wird bis in die einzelnen Zellen alle Muskeln und Organe sowohl durch Nervenfasern als auch durch chemische Reize weiter verbreitet.

Diesem dynamischen System entspricht im psychischen Bereich die Spannung zwischen Verstand und Gefühl. Beide sind in ihrem Wesen genau wie Sympathikus und Parasympathikus gegeneinander gerichtet. Der Verstand kann das Gefühl weitgehend unterdrücken, das Gefühl kann aber den Verstand auch völlig ausschalten, wie es ja bekanntlich oft im Zustand des Verliebtseins deutlich wird.

Hier kommen aber noch andere Schwierigkeiten hinzu, die für unsere Betrachtungen wichtig sind. Der Verstand wurzelt ausschließlich im Bewußtsein, im Bereich des bewußten Denkens und Seins. Das Gefühl hingegen kommt in seinen Wurzeln ganz aus den Tiefen des Unbewußten, also jenes Bereiches, den wir messend und verstehend nicht zu betreten vermögen.

Aus dieser besonderen Situation der beiden dymanischen Pole Verstand und Gefühl sind nämlich wichtige Voraussetzungen für die Ausgewogenheit der vegetativen Steuerung. Psychische Spannungen in diesem polaren System übertragen sich auf die — viele Autoren sagen, sind identisch mit der — vegetativen Steuerung und vermögen hier die Ausgewogenheit negativ zu beeinflussen. Wir müssen dabei hier die hoch interessante Frage zurückstellen, ob die psychosomatische Verbundenheit von psychischen und somatischen Steuerungssystemen eine Identität oder eine kausale Folge ist. Hier wird man keine Beweise führen können, weil diese Frage eben doch ganz tief in den Bereich des unbeweisbaren Unbewußten hineinreicht. Im Grunde ist es für die Auswertung auch gleichgültig.

Diese Betrachtung des Wohlgefühls ist aber für unsere Fragestellung der Eutrophologie, des bekömmlichen Essens, von höchster Bedeutung. Nur in einem Zustand einer relativen Ausgewogenheit kann der Verdauungsvorgang sinnvoll und bekömmlich ablaufen. Das fängt schon im Mund an mit der Zerkleinerung der Speise und dem eigentlichen Schmecken. Jetzt sollte in der psychologischen Zusammengehörigkeit der fühlendem Sinnesnerven mit der vegetativen Steuerung bereits die sinnvolle Programmierung einsetzen, die eigentlich von der Natur aus vorgesehen ist. Hier sollte nämlich jetzt schon, während die Speise im Mund zerkleinert wird und während die Speicheldrüsen auch schon gesteuerte Säfte absondern, die die enzymatische Verarbeitung vorbereiten, gleichzeitig bereits die Magenschleimhaut ihre Signale empfangen.

Der Magensaft wird sich in gesunder Situation auf die jeweilige Speise vorbereiten und andere Enzyme bereitstellen, wenn z.B. ein Gänsebraten oder eine Rohkostplatte von den Sensoren der Mundschleimhaut gemeldet wird. Auch die Peristaltik, die rhythmische Bewegung der Magenwände, wird sich vorbereitend einstellen.

Dann wird die zerkleinerte Speise vom Magen aufgenommen und schon gehen weitere Signalmeldungen an die anderen Drüsensysteme im Bereich des Zwölffingerdarms und an die Schleimhaut des Dünndarms. Wenn die Säuerung durch die Magensäfte ausreichend vorangeschritten ist, öffnet sich der Magenpförtner und gibt den Speisebrei weiter in den Zwölffingerdarm, wo nun die Fermente und Enzyme der Bauchspeicheldrüse und der Leber und Galle den eigentlichen Vorbereitungsprozeß für die Resorption der wertvollen Nahrungsstoffe einleiten.

Diese Resorption wird dann im wesentlichen im Dünndarm durchgeführt, später kommt dann noch die Verarbeitung durch Bakterien hinzu, die in einer Symbiose ein eigenes Verdauungsmilieu bilden, bis dann die Ausscheidung der unbrauchbaren Restsubstanz im Endcolon des Dickdarmes erfolgen kann.

Das ist gewissermaßen das Bild der normalen und gesunden Verdauungsarbeit, die aber tatsächlich bei den allermeisten Menschen und vor allem durch psychische Faktoren erheblich gestört ist.

Es ist dabei natürlich leicht verständlich, daß die Funktion der Organe nicht ausgewogen und gesund — natürlich sein kann, wenn schon in der Spitze der Steuerung eine Unausgewogenheit vorliegt. Wie stark sich seelische Unausgewogenheit hier bemerkbar macht, stellt jeder Arzt immer wieder bei den Untersuchungen vor dem Röntgenschirm fest oder heute mehr noch mit der Endoskopie — mit der Direktbetrachtung durch ein optisches Instrumentarium, das bis in den Magen eingeführt wird oder auch durch den After bis in den Dickdarm weit hineinreichen kann. Auch die moderne Form der Ultraschalluntersuchung zeigt immer wieder diese Zusammenhänge.

Ich habe selbst häufig bei Röntgenuntersuchungen, bei denen durch einen Kontrastbrei die Magen-Darm-Funktion deutlich dargestellt war, Hypnosen durchgeführt. Hier kann man innerhalb von wenigen Sekunden die starke Umstellung der ganzen vegetativen Steuerung deutlich beobachten und nachweisen. Die seelische Beeinflussung in der Hypnose richtet sich dabei nicht auf den Darm oder auf den Magen, sondern auf Ruhe, Gelassenheit, und Ausgewogenheit. In diesem halbschlafähnlichen Zustand wird ein Wohlgefühl suggeriert und die Störungen, die aus dem gestörten Wohlgefühl gewachsen sind, hören schlagartig auf. Das ist so gesehen natürlich keine Behandlung, sondern nur ein Experiment. Aber damit sind auch schon wichtige Richtungsweisungen für eine Behandlung gegeben.

Die wissenschaftliche Neurologie unterscheidet weiterhin zwischen zwei grundsätzlich verschiedenen Zustandsformen der vegetativen Steuerung, zwischen der sogenannten trophotropen und der ergotropen Phase. Die ergotrope Phase ist eine Steuerungseinstellung, die bei Aktivität, gleich welcher Art, automatisch eintritt. Die trophotrope Phase kommt in der Regel bei einem gesunden Schlaf, der nicht durch chemische Schlafmittel gestört oder durch psychische Irritation belastet ist. Die trophotrope Phase sollte aber auch während des Essens eintreten, nur beobachten wir häufig, daß hier durch reine äußerliche Belastungen diese Umschaltung von der ergotropen zur trophotropen Situation nicht oder nur unvollkommen erfolgt.

Der grundsätzliche Unterschied zwischen diesen beiden verschiedenen Phasen der vegetativen Steuerung liegt darin, daß man die ergotrope Phase bewußt hervorrufen und „machen" kann, während die trophotrope Phase nur Raum gewinnen kann, wenn die bewußte Einstellung einmal in den Hintergrund tritt und der einzelne Mensch den

Willen einmal loslassen kann. Dazu fehlt aber bei vielen Menschen das Vertrauen zu dieser inneren automatischen Regelung. Wir lernen alle immer nur, alles mit dem Verstand, mit dem Willen, mit dem Bewußtsein zu machen und verlernen dabei die wunderbare Fähigkeit, einmal lassen — loslassen zu können.

Ich habe diese Problematik sehr häufig in meinem privaten Hobby, der Sportfliegerei, erlebt. Wenn ein Flugschüler noch nicht mit der Bewegung in einer anderen Dimension vertraut ist und das Flugzeug noch nicht ausführlich kennt, dann wird er in etwas schwierigen Situationen, beispielsweise bei Luftwirbelungen, anfangen, mit der Steuerung herumzuwirtschaften, um eine ausgewogene Lage des Flugzeugs herzustellen. Damit greift er aber in die sehr gut hergestellte natürliche Ausgewogenheit des Flugzeugs ein und hierbei entstehen oft Unfälle. Er muß erst lernen und so mit dem Flugzeug vertraut werden, hier einfach einmal die Steuerung loszulassen, denn das Flugzeug fängt sich von selbst viel schneller und besser, als der Mensch es mit seinem bewußten Überlegung — oft auch noch im Hintergrund voll Angst besetzt — machen kann.

Sie kennen auch sicher die lustige Erzählung vom Tausendfüßler, der gefragt wurde, wie er es nur fertig bekommt, mit seinen vielen Beinen gleichzeitig so harmonisch zu arbeiten, daß er sich dabei fortbewegt und nicht über seine eigenen Beine stolpert. Der Tausendfüßler fängt an nachzudenken, er fragt sich, „ja wie mache ich das bloß" und schon kann er überhaupt nicht mehr laufen.

Bei vielen Menschen ist das Vertrauen zu dieser ganz tiefen inneren Ausgewogenheit und zuverlässigen Steuerung verlorengegangen oder überhaupt nicht gewachsen. Wir lernen immer nur im Bereich des Verstandes und Bewußtseins alles zu machen und mit dem Willen alles zu schaffen. Das ist natürlich auch wichtig und von höchster Bedeutung, aber es darf nicht alles sein und die Ausgewogenheit setzt voraus, daß wir uns selbst auch Raum geben können für dieses System, das in sich viel klüger und narrensicherer ist, als jede bewußte Handlung oder Steuerung. Die Ausgewogenheit zwischen Verstand und

Gefühl und zwischen Sympathikus und Parasympathikus. Diese Zusammenhänge lassen sich besonders mit den Möglichkeiten der ärztlichen Hypnose gut demonstrieren, weil die Hypnose geeignet ist, hier einmal einen Zustand des Gelassenseins durch eine entsprechende Suggestion wenigstens vorübergehend zu erzeugen.

Diese Problematik der Ausgewogenheit fängt natürlich schon bei der ganzen seelischen Einstellung zum Essen an. Der Appetit ist ein wichtiger Regler, der gerade auch bei diätetischen Ernährungen viel zu wenig beachtet wird. Der Appetit ist das psychosomatische Verlangen nach bestimmten, bestimmt zubereiteten, gut aussehenden, riechenden und schmeckenden Speisen. Der Appetit wird aber oft auch zu einer Belastung, wie wir es bei den Krankheitsbildern der Anorexie oder der Bulimie noch eingehender darstellen werden. Durch vielfältige, geradezu hypnotisch suggestiv wirkende äußere Beeinflussungen, durch vielfältige zwanghafte innere Vorstellungen wird dieses im Grunde sehr feine und saubere Instrument immer wieder zerstört. Ich habe einmal in meiner Tätigkeit als junger Landarzt einen rüstigen Bauern wegen Gelbsucht in Behandlung gehabt. Ich habe ihm eine Diät verordnet, wie ich es gelernt hatte, mit Brei und Säften. Er hat diese Diät auch brav eingehalten und verfiel von Tag zu Tag immer mehr. Die Gelbsucht wurde schlimmer, und er wurde depressiv.

Da fragte ich ihn, worauf er denn wirklich mal Appetit habe. Daraufhin schüttelte er resigniert den Kopf und sagte, das würde ich ihm ja doch nicht gestatten. Das wäre ja doch bei seiner Krankheit nicht erlaubt. Auf meine weitere Frage rückte er dann mit dem Wunsch heraus, einmal „fetten Speck über dem Daumen weg zu essen". Ich habe ihm das erlaubt, und nach 3 Tagen war der Mann gesund. Das widersprach natürlich allen Regeln der Diät, aber der Appetit war bei ihm ungestört und richtungsweisend gesund geblieben.

Ähnliches kann man leider von den wenigsten Menschen sagen, weil der Appetit durch sehr viele äußere Beeinflussungen stark behindert ist und an oft zwanghafte Vorstellungen gebunden ist. Wenn man heute einmal die illustrierten Zeitungen durchblättert, dann kann einem wirklich der Appetit vergehen. Es gibt ja schon kaum noch eine Speise, die nicht als krebserregend dargestellt wird, und der wissenschaftliche Streit für oder gegen die Butter, für oder gegen Zucker oder Salz nimmt ja oft schon krankhafte, affektbezogene Formen an.

Die Eutrophologie macht es sich zur Aufgabe, diese vielfältigen Störungen in ihrer ursächlichen Bezogenheit zu ergründen und damit den Weg freizumachen für eine positive Einstellung zum eigenen Ich. Das bekömmliche Essen, der gute Appetit, die Ausgewogenheit der Verdauung und die Lebenskunst, aus einfachen Dingen etwas ganz besonderes zu gestalten, sind die Zielsetzung der Eutrophologie. Der Weg dorthin — zu einem eigenen Selbstvertrauen aus der Besinnung heraus — braucht Erkenntnis, Selbsterfahrung und bewußtes Nachdenken. Wir wollen das Bewußtsein ja keineswegs verteufeln. Wir kommen ohne bewußte Reflektionen im Leben nie zurecht. Aber diese bewußten Reflektionen sollen uns hier den Weg zeigen, dem Unbewußten und der vegetativen automatischen Steuerung den Raum zu geben, den sie brauchen. Das ist aber nur möglich, wenn wir gemeinsam, Sie verehrter Leser und ich einmal durch den Hintergrund des menschlichen Geschehens wandern und uns von dem vordergründig Scheinbaren des menschlichen Verhaltens einmal lösen.

Die Ausgewogenheit von Verstand und Gefühl, die gewissermaßen am Ausgangspunkt aller Ausgewogenheiten des psychosomatischen Geschehens steht, ist ja ganz zentral dadurch gefährdet, daß das Gefühl eben aus der Tiefe des Unbewußten wächst und zu einem ganz kleinen Teil in den Bereich des Bewußtseins und der Berechenbarkeit hineinragt. Dadurch entsteht im Bewußtsein, im Verstand, im rationalen Denken ein Mißtrauen gegenüber dem unbewußten Gefühl, das im wesentlichen unverständlich ist und dem einzelnen Menschen unverständlich bleiben muß. Hier setzt ein Verdrängungsprozeß ein, den der Vater der Psychoanalyse, Sigmund Freud, schon sehr deutlich geschildert hat. Die unbewußten Bereiche des Gefühls werden tiefer in das Unbewußte hineingedrängt. Eine Zensur wird in dem Bereich zwischen Bewußtsein und Unbewußtem eingeschaltet, die diese Verdrängung perfekt machen soll und nur ein ganz kleiner Bereich von

Gefühlen bleibt im Bewußtsein zugelassen. Diese verdrängten Gefühle, dieser Gefühlsstau wird zur dynamischen Wurzel vielfältiger Störungen und richtet sich nun aus der Tiefe des Unbewußten heraus, zwanghaft und unwiderstehlich gegen die Ausgewogenheit und gegen das bewußte eigene Ich.

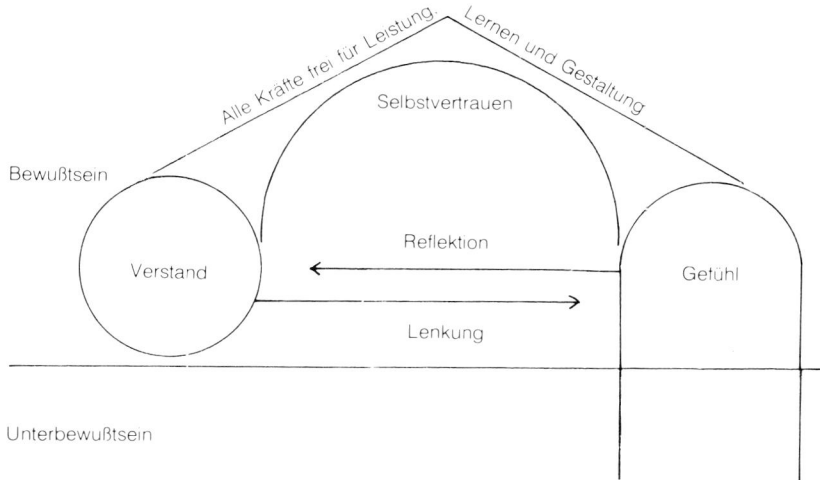

1. Die ideale Grundstruktur

Verstand und Gefühl im Bereich des Bewußten sind für sich gleichwertig strukturiert. Das Gefühl wird sowohl vom Verstand gelenkt, wie der Verstand durch die Reflektion des Gefühls gesteuert. In der Ausgewogenheit entsteht ein Selbstvertrauen, und alle Kräfte werden frei für Leistung, Lernen und Gestaltung.

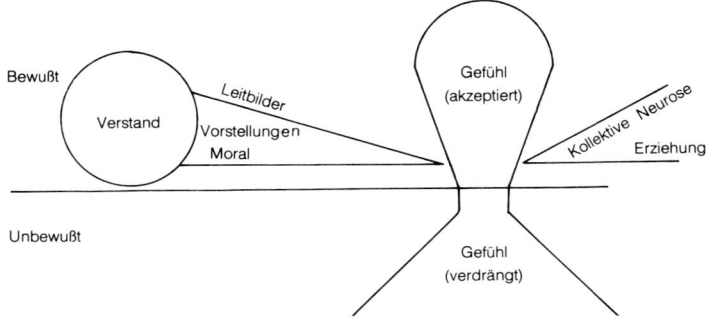

2. Die Verdrängung

Weite Bereiche des Gefühls werden in das Unbewußte verdrängt. Der Verstand arbeitet an dieser Verdrängung durch Leitbilder, Vorstellungen und Moralbegriffe genauso mit wie die kollektive Neurose „Man zeigt keine Gefühle" und viele Erziehungsfaktoren.

Im Bereich des Bewußten bleiben Gefühlselemente, die vom Verstand und ihm Rahmen der kollektiven Vorstellungwelt anerkannt werden können. Alle anderen Gefühle werden mehr und mehr in das Unbewußte verdrängt.

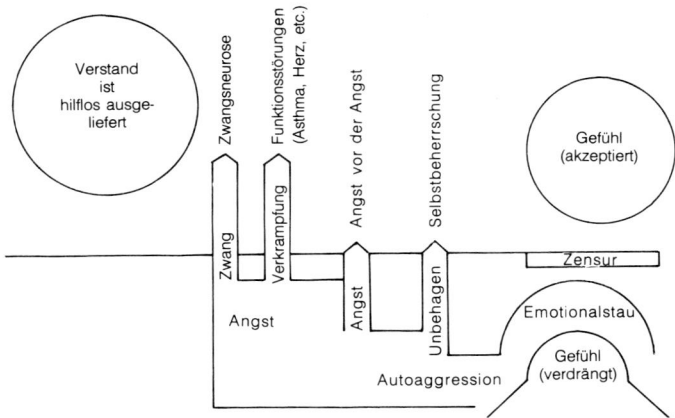

3. Die Dynamik der psychosomatischen Erkankung

Der isolierte Verstand ist den aus dem Unbewußten drängenden Faktoren hilflos ausgeliefert. Das Gefühl ist nur im Bereich des Bewußtseins akzeptiert, und die verdrängten Gefühlsbereiche sind durch eine automatische Zensur abgesichert. Im Unbewußten entwickelt sich ein Emotionalstau von oft selbstzerstörerischer Dynamik. Diese bricht in den Bereich des Bewußtseins und wird zunächst als Unbehagen deutlich. Das Unbehagen wird mit Selbstbeherrschung weggedrückt. Dann kommt die Angst und jetzt entsteht im Bewußtsein die Angst vor der Angst und damit wird auch dieser Ausweg verdrängt. Dann bricht es aber mit unaufhaltlicher Kraft durch und erscheint als Zwang und Krampf, und der Verstand ist diesen Kräften hilflos ausgeliefert.

24

Das sind natürlich alles keine Abläufe, die bewußt bemerkt oder gar gesteuert werden, sondern hier ergeben sich aus vielfältigen Situationen unbewußt zwanghafte Reaktionen. Am Anfang steht dabei immer eine Entfremdung von der eigenen Gefühlswelt. Wir lernen alle, mit Haltung und Beherrschung alles zu machen und zu schaffen und merken dabei gar nicht, wie sehr wir unsere eigene Empfindsamkeit und Gefühls-fähigkeit unterdrücken und wegschieben. Diese Fehlentwicklung wird ja auch ganz deutlich bei der Einstellung zum eigenen Körperge-schehen.

Wenn die Magen-Darm-Funktion einmal gestört ist, wenn der Appetit nicht da ist o.ä., dann „macht" man etwas „dagegen". Man nimmt irgendwelche Medikamente ein, die meist mit sehr wohlklingenden Namen versehen sind und vor allem dann unschädlich erscheinen, wenn sie garantiert aus pflanzlichen Stoffen hergestellt sind. Dabei bestehen die größten Gifte ja aus pflanzlichen Stoffen!

Auf den Gedanken, einmal abzuwarten und die eigenen ordnenden Kräfte zu einer Ausgewogenheit wachsen zu lassen, kommen nur wenige Menschen. Alles soll immer gemacht, willensmäßig gesteuert und gelenkt werden. Dabei ist doch jedem Menschen bekannt, daß die wesentlichen Dinge im Lebensgeschehen nicht willensmäßig gesteuert werden können. Dieses Vertrauen zu der eigenen vegetativen Steuerungsfunktion sollte viel mehr im Mittelpunkt der Bemühungen um ein gesundes Leben stehen.

III. Kapitel

Was muß man nicht alles herunterschlucken

Die Umgangssprache hat eine unendliche und wunderbare Fülle von demonstrativen Beispielen über Zusammenhänge der Essensvorgänge mit seelischen Belastungen und Störungen. „Daran hat einer schwer zu kauen" zeigt eine alltägliche Problematik sowie die Worte „bissig", „verbissen" demonstrativ Verhaltensstörungen aufzeigen. Hier lassen sich unendlich viele und sehr demonstrative Beispiele aufzeigen, aber der Vorgang des Herunterschluckens ist eng gebunden an die wissenschaftliche Darstellung der Verdrängung. Was man einfach herunterschluckt, bekommt natürlich nicht. Es staut sich im Magen.

Es ist nicht zufällig, daß für den psychologisch so bedeutsamen Vorgang des Gefühlsstaus immer wieder ein Bild aus dem Essensvorgang gewählt wird. Warum sollte man nicht einmal versuchen, von hier aus auch eine Therapie anzusetzen? Unsere heutige psychologische Wissenschaft arbeitet viel zu sehr über den Verstand, obwohl wir wissen, daß wir mit dem Verstand eben doch nur ganz kleine Teile des Seelenlebens zu erreichen vermögen. Eutrophologie ist aus therapeutischer Sicht eine Verhaltenstherapie, mit der wir versuchen, dem Hintergrund des Gefühlsstaus nahezukommen und einen besseren Weg zu finden.

Wir haben im vorigen Kapitel gesehen wie wichtig es ist, eine Ausgewogenheit der dynamischen Pole zu gestalten. Hier beim Essen haben wir eine ganz praktische einfache Möglichkeit, wirklich einmal eine Ausgewogenheit verhaltenstherapeutisch Gestalt werden zu lassen. Aber dabei muß man, wie bei jeder Therapie, immer erst bei sich selbst anfangen.

Zunächst einmal zurück zur Wissenschaft: In der Abbildung 1 ist der normale Zustand oder besser noch gesagt der ideale Zustand dargestellt: Die Ausgewogenheit von Verstand und Gefühl. Der Verstand liegt ganz im Bereich des Bewußtseins, das Gefühl ragt weit aus der Tiefe des Unbewußten in das Bewußtsein hinein.

Die Abbildung 2 zeigt die Entwicklung, der wir alle unterliegen: Durch Erziehung und Vorbild bzw. Leitbild wird die Welt des Bewußten zur allein dominierenden Welt gemacht. Als Freud mit seiner Lehre den Bereich des Unbewußten zum therapeutischen Faktor machte und ihn aus der so wunderschön für die Verdrängung bewußter Konflikte bereiten theologischen Sphäre herauslöste, hatte er in der damaligen wissenschaftlichen und gut bürgerlichen Welt Furore gemacht. Wie stolz war das Bürgertum der Aufklärung auf die scheinbar grenzenlose Bewußtheit.

So entwickelte sich die in Abbildung 2 dargestellte Form des Verdrängens. Aus dem Bereich des individuellen Verstandes wird der bewußte Teil der Gefühlswelt von dem unbewußten getrennt, er wird gewissermaßen gesellschaftsfähig und die „Haltung" signalisiert der Umwelt, daß man sich von seinen unberechenbaren, unbewußten Gefühlen getrennt hat.

Aus der Umwelt heraus wird das, was „man" tut, zum Leitbild und das „Normale" zum Ziel. Leistung, Erfolg und Anerkennung bestimmen allein die Bedeutung eines Menschen und damit natürlich auch seinen Wert. Hier im Bild ist es als der Keil „Erziehung" dargestellt.

So wächst die in der Abbildung 3 gezeigte Zerrissenheit zwischen dem bewußt zugelassenen Gefühl und dem tiefen Hintergrund der eigenen Gefühlswelt. Der Block, der dazwischen gestellt wird, ist die „Zensur", die aus dem ganzen Verhalten heraus wie selbstverständlich wächst. Unter dem Block der Zensur wird das unbewußte Gefühl, das ja doch vor allem die wesentlichen Bereiche der Zärtlichkeit, des Feinempfindens, der ganzen sensiblen Fähigkeiten umfaßt, einfach verdrängt und weggeschoben.

Dieser Verdrängungsvorgang setzt schon in der frühkindlichen Phase des 1. bis 2. Lebensjahres ein. Er ist unausweichlich verkoppelt mit einem Wandlungsvorgang, den jeder neugeborene Mensch durchmachen muß. Die willensmäßig-motorische Innervation der Blasen- und Afterschließmuskulatur ist beim neugeborenen Kind noch nicht voll ausgebildet. Die Großhirnrinde ist ja noch in voller Entwicklung und hier greifen die Möglichkeiten der Steuerung erst langsam Raum.

Zumeist setzt die sogenannte Sauberkeitserziehung aber schon ein, bevor überhaupt eine Möglichkeit zur Realisierung durch die motorischen Nervenfasern organisch gegeben ist. So wird aus einem Reflex, der spätestens im 2. Lebensjahr ganz von sich aus wächst und dann auch leicht erlernbar ist, erst ein bedingter Reflex der Verdrängung. Das neugeborene Kind kann in der Regel schon nach 6 Monaten — also vor der verbalen Verständigungsmöglichkeit — aus den Reaktionen der Umwelt ganz starke Hinweise entnehmen. Es lernt also schon in der vorbewußten Entwicklungsphase die Verdrängung eigener Gefühlsempfindungen wie hier der Druck der Blase oder der Entleerungsvorgang des Dickdarms.

Hier entwickelt sich schon das Prinzip, Gefühle unterdrücken zu können und in das Unbewußte zu verdrängen. Dieses **Prinzip** wird zum Leitsymbol für die gesamte Verdrängung oder wie wir hier sagten für das Herunterschlucken.

Hier bilden sich schon die ersten Ansätze für die Dissoziation der tief aus dem Unbewußten heraus wachsenden Gefühlswelt. Es bildet sich ein Gefühlsbereich, der im Bewußtsein liegend völlig „normal" ist und der auch gepflegt werden kann. Dramatische Schnulzen, wie sie ja doch zumeist das Fernsehprogramm erfüllen, sollen dieser in sich ausgehungerten Gefühlswelt, der der elementare Boden fehlt, eine Kompensation bieten. Das gab es aber auch schon lange vor der Erfindung des Fernsehens, und die berühmten Romane von Courts-Mahler und die Zeitschrift, die Sie, lieber Leser, nur kennen, wenn Sie zur älteren Generation gehören, die „Gartenlaube", aber auch die ganze Kultur der Biedermeierzeit war geprägt von der Ersatzleistung für die verdrängte und doch eigentlich so wesentlich notwendige Gefühlswelt im Unbewußten.

Abbildung 3 zeigt dann die Folgeerscheinung des „Herunterschluckens". Hier bildet sich ein Hexenkessel in der Tiefe des Unbewußten, der sich natürlich früher oder später auch im Bewußtsein bemerkbar macht. Zunächst erleben wir es als Unbehagen. Das wird aber wieder abgedeckelt und verdrängt mit Haltung und Beherrschung.

Dann kommt es aber stärker heraus, erscheint jetzt als Angst. Aber auch hier findet das Bewußtsein ein Ausweichen in Angst vor der Angst: Man vermeidet, man geht nicht über die Brücke, geht nicht in den Fahrstuhl o.ä.

Wenn ein junger Mensch Angst hat, dann sucht er Hilfe und Rat. Er geht dann sicher, auch wenn er nicht allzusehr gehemmt ist, einmal zu einem Arzt oder Pfarrer oder vielleicht auch zu Vater und Mutter und sagt, daß da Angstempfindungen aufkommen .

Immer erfolgt dann ein gut gemeinter, aber völlig falscher Rat: „Das kommt immer mal vor, da muß man sich beherrschen, da muß man sich zusammennehmen, dann geht das schon vorüber.‟

Das geht auch vorüber, aber es kommt auch wieder, und die Angst wird immer schlimmer, und sie kriegt andere Gesichter.

Das schlimme Gesicht ist in Abbildung 3 dann daneben dargestellt: Der Krampf, der Zwang. Die dymanische Wurzel dieser oftmals lebenszerstörenden Erscheinungen liegt aber in der verdrängten Gefühlswelt.

Jetzt werden aber die Symptome — die Äußerungen dieses verdrängten Hexenkessels so massiv, daß wir oft vergessen, woher sie kommen.

Jede Zwangsneurose ist ein Versuch, mit der dahinterliegenden Angst irgendwie „fertig zu werden‟. Im Waschzwang versucht der so gestörte Mensch , die Angst wegzuwischen, aber natürlich immer erfolglos. Im Kontrollzwang versucht er, sich eine kontrollierte, gewissermaßen sichere Zone zu schaffen, aber das ist eine Sisyphusarbeit. Dieser arme Mensch war in der griechischen Mythologie dazu verurteilt, mit unzulänglichem Mittel eine Quelle auszuschöpfen, die sich von selbst immer wieder erneuerte. Auch der Kontrollzwang erneuert sich immer wieder, genauso wie der Zählzwang und die vielen anderen, oft grausigen Formen der Zwangsneurose.

Aber auch die körperlichen Erscheinungen wie Asthma, Migräne, Magengeschwür, Colitis usw. sind im tiefsten Grunde eigentlich

Zwangsneurosen, weil sich diese Verkrampfungen natürlich — wie wir es schon im 2. Kapitel darstellten — auf die ganze vegetative Steuerung übertragen oder wahrscheinlich mit ihr identisch sind.

Jetzt muß die Therapie natürlich erst einmal dort ansetzen, wo die Not am größten ist. Wenn ein Haus brennt, dann kann man nicht nachprüfen, woher das Feuer kommt, sondern da geht es erst einmal darum das Feuer zu löschen. Hier müssen oft Medikamente eingesetzt werden, hier muß oft nur das Symptom behandelt werden, aber deswegen sollte nicht vergessen werden, woher dieses Symptom stammt und wo die wirkliche Ursache liegt.

Auch die Verhaltenstherapie ist in ihren oft verschlungenen Wegen den falschen Weg gegangen, Symptome zu bekämpfen und an der Wurzel vorbeizulaufen. Die Angst, die ein Ausdruck — gewissermaßen ein Notsignal — der gestauten Gefühlswelt ist, kann man aber nicht bekämpfen.

Die Praxis der psychologisch orientierten Psychotherapie ist aber zumeist genauso in der Symptombekämpfung hängen geblieben wie die sogenannte Schulmedizin. Es gibt viele Methoden der Angstbekämpfung, der Angstkonditionierung, der schrittweisen Überwindung der Angst, aber die Angst ist auch ein Teil der eigenen Gefühlswelt und ein Notsignal des gestauten Bereiches dieser eigenen Gefühlswelt. Die Therapie sollte also doch auch im Verhalten dazu ansetzen, mit sich selber vertraut zu werden und an die Wurzel dieser verdrängten Bereiche heranzukommen.

Wir wollen hier einmal die Eutrophologie als Verhaltenstherapie anbieten: **Nicht herunterschlucken — also nicht verdrängen.**

Hierzu jetzt statt einer Abbildung eine kleine Erzählung:
Hans und Grete haben geheiratet. Sie lieben sich sehr, und sie schweben gewissermaßen im 7. Himmel wie das so zu sein pflegt.

Hans und Grete können sich keine Hochzeitsreise leisten, aber sie sind ja nun endlich zusammen, endlich vereint, und Grete kocht das erste Mittagessen im gemeinsamen Heim.

Sie hat von Hans gehört, daß er am liebsten eine einfache Linsensuppe mit Wurst ißt. Also kocht sie eine wunderschöne und herrlich gewürzte Linsensuppe mit Wurst. Hans ist glücklich. Er strahlt. Er ißt sein Leibgericht. Er küßt Grete, und alles ist Freude und Sonnenschein.

Am nächsten Tag kocht Grete wieder die schöne Linsensuppe mit Wurst. Es ist ja immer noch diese glückliche Atmosphäre, und Hans ißt sie auch wirklich mit Behagen und er sieht ja vor allem, wie gut es Grete meint. Die ganze Liebe liegt in dieser Linsensuppe.

Am 3. Tag kommt eine Tante Agathe zu Besuch zum Mittagessen und Grete kocht wieder Linsensuppe mit Wurst und bringt sie strahlend auf den Tisch und sagt zu Tante Agathe: „Das ist das Leibgericht von Hans" und Tante Agathe findet es auch wunderbar und Hans frißt es schon etwas mißbehaglich in sich hinein, aber Grete strahlt, Grete ist voller Liebe, sie meint es so gut. Es ist alles so harmonisch, und Tante Agathe ist beglückt von der Harmonie dieser jungen Ehe.

Am 4.Tag gibt es wieder Linsen mit Wurst, aber jetzt ist der kritische Punkt schon überschritten. Hans frißt dasselbe auch noch am 5. Tag in sich hinein, aber am 6. Tag erfolgt dann der Ausbruch; aber nun zumeist nicht an der Linsensuppe, sondern an irgend einem anderen Punkt — etwa an einem Fleck auf dem Tischtuch. Hans wird wild, nimmt die schöne Linsensuppe mit Wurst und schreit die arme Grete an, daß sie nicht mal ein sauberes Tischtuch halten kann und schmeißt die schöne Linsensuppe mit Wurst an die Wand. Den weiteren Verlauf dieser dramatischen Geschichte mögen Sie, lieber Leser, sich selbst ausmalen, wobei Ihrer Fantasie keine Grenzen gesetzt sind.
Was hier geschehen ist, ist ein typisches Alltagsproblem, dem jeder von uns immer wieder gegenüber steht.

Den Prozeß der Verdrängung begünstigen zwei grundsätzliche Faktoren, die wir alle in uns tragen und die unser Verhalten doch sehr bestimmen:
1. Gegen Bosheit kann man sich wehren, aber nicht gegen Liebe.
2. Um des lieben Friedens Willen.

Analysieren wir einmal Hans: Beim ersten Mittagessen war es mit Sicherheit reine Freude und auch ein gutes Gefühl, ein gutes Schmecken mit Appetit.

Am 2. Tag war es das sicher auch noch, aber hier mischte sich schon etwas Angst mit dem Gedanken, ob denn Grete nicht vielleicht doch sehr fantasielos sei, in den Genuß mit ein. Die ganze Situation mit Liebe und Gemeinsamkeit ließ aber noch keine Reaktion aufkommen.

Am 3. Tag wäre die Reaktion bei der Linsensuppe mit Wurst natürlich realisierbar gewesen, aber da war die Tante zu Gast. Jetzt wurde das freundliche Gesicht gespielt, und die Linsensuppe schmeckte ja sicher auch noch mal ganz gut.

Am 4. Tag war der Punkt überspielt, eine vernünftige Aussprache zu finden. Am 2. Tag oder vielleicht am 3. Tag hätte Hans noch sagen können: liebe Grete, ich habe Dich so lieb, Du meinst es ja so gut, aber koch doch mal was anderes. Jetzt war aber schon im Hintergrund ein Gefühlsstau und Hans spürte deutlich, daß es jetzt zu einer Explosion kommen würde. Das spürte er natürlich nicht im Verstand oder im Bewußtsein, sondern hier hatte sich schon etwas unter die Zensur untergeordnet, und er verdrängte tapfer weiter.

Der in dieser Geschichte dargestellte Ausbruch ist dann noch eine sehr günstige Lösung, wenn er auch oft zu völlig inkonsequenten Reaktionen führt. Er ist immer noch besser als die dumpfe Resignation in diesen Bereich, den wir einfach mit dem Wort „herunterschlucken" bezeichnen.

Diese Explosion, die im Grunde genommen natürlich eine ganz selbstverständliche Reaktion auf den Stau darstellt, kann — wenn sie nach außen geht — katastrophale Formen annehmen. Die Ausbrüche erfolgen nämlich praktisch immer, genau wie bei Hans, nicht in der Richtung, aus der der Stau eigentlich stammt (Linsensuppe mit Wurst), sondern in ganz anderer Richtung (Fleck auf dem Tischtuch). Die Ausbrüche gehen immer den Weg des geringsten Widerstandes. Sie treffen in der Familie genauso die Frau wie den Ehemann (der oft genauso der geringste Widerstand ist) wie die Kinder oder auch die Eltern oder Schwiegereltern.

Hier wird zumeist eine Fülle von Reaktionen und Gegenreaktionen ausgelöst, und die Verlagerung der eigenen Problematik wird zur Wurzel unendlich vieler Spannungen und Schwierigkeiten.

Das sind alles nur kleine Abbilder eines unendlich vielfachen und individuell sehr unterschiedlichen Geschehens, das aber immer wieder dem Prinzip unterliegt, daß der einzelne Mensch nicht mit sich selber vertraut ist. Daß er weite Bereiche seines eigenen Gefühlslebens in sich selber gewissermaßen mit Füßen tritt, der halbbewußten Zensur unterordnet und eigentlich gegen sich selber lebt.

Wenn wir schon betrachten, welchen großen Raum in der alltäglichen Sprache die essensbezogene Darstellung einnimmt, dann ist es doch eigentlich naheliegend, auch einmal zu versuchen, von hier aus eine Therapie anzusetzten, die wirklich den Kern zu bewegen vermag.

Diese Therapie muß natürlich auf das Gefühl eingestellt sein und dazu brauchen wir ein sehr starkes Element des Fühlen-Könnens. Lassen Sie uns hier einmal diesen besonderen Weg der Eutrophologie — des Fühlens über das Schmecken und bekömmliche Essen — versuchen. Hier haben wir einen Bereich des Erlebens, der ganz unmittelbar angreift, der vom Verstand nur gering dirigierbar, von der allgemeinen alltäglichen Erfahrung keineswegs so kontrolliert wie alle anderen Gefühle, vielleicht doch eine Möglichkeit eröffnet, diesen Hexenkessel hinter dem Block der Zensur zu fühlen, zu finden und vielleicht auch zu erlösen.

Selbstvertrauen ist die Ausgewogenheit von Verstand und Gefühl. Bitte — lieber Leser, der ich Sie von Anfang an eingeladen habe, als ein ganz individueller und kritischer Betrachter einmal diesen Weg mitzugehen — lassen Sie sich jetzt auch weiterführen zu Ihrem eigenen Geschmack. Bitte betrachten Sie sich einmal selber ohne diese belastenden Begriffe von Schuld oder Irrtum. Versuchen Sie einmal hier, diesen Gedankengang mitzufühlen und sich zu fragen: schmeckt Ihnen das?

Wenn es Ihnen nicht schmeckt, dann ist die Bindung an Verstand und bewußter Haltung und Selbstbeherrschung vielleicht doch noch zu groß. Vielleicht lesen Sie dieses kleine, sehr nachdenkliche Kapitel dann noch einmal, bevor wir jetzt zur Praxis, zur Psychotherapie, zur Verhaltenstherapie der Eutrophologie und ihren Möglichkeiten übergehen.

IV. Kapitel

Die Eutrophologie kann eine sehr angenehme Verhaltenstherapie sein.

Lieber Leser: jetzt kommt ein ganz persönlicher Vorschlag, gewissermaßen die Konsequenz des bisher Gesagten für sich selber anzuwenden. Ich kenne Sie nicht, aber ich weiß, daß Sie ein nachdenklicher Mensch sind, denn sonst wären Sie mir bis hierher gar nicht gefolgt. Ich weiß aber nicht mehr von Ihnen und deswegen muß ich Ihnen jetzt vieles anbieten, was Sie vielleicht nicht unmittelbar angeht oder nahezugehen scheint. Bitte suchen Sie sich das heraus, was Ihnen gefällt und was Sie für sich persönlich auch einmal realisieren können.

Wir haben bisher gesehen, daß die größte Not eines Menschen darin liegt, daß er an seinem eigenen Gefühl vorbeilebt und daß dadurch auch das eigene Gefühl oft verkümmert und nicht genügend ausgebildet wird. Wir haben in unserer Gefühlswelt mit Sicherheit und experimentell nachweisbar Bereiche, die außerordentliche Fähigkeiten in sich tragen, die aber völlig ungenutzt bleiben.

Es gibt eingehende Untersuchungen über die Telepathie und es hat sich gezeigt, daß praktisch jeder Mensch fähig ist, in einem gewissen Maße auch Gedanken zu lesen. Diese Fähigkeit ist oft ungeheuer groß, aber sie hört völlig auf, wenn sie gewollt eingesetzt werden soll oder überhaupt irgendwie willensmäßig gesteuert wird. Hier zeigt sich die deutliche Gegensätzlichkeit zwischen Verstand und Gefühl.

Es gibt genauso experimentell nachweisbar emotionale Fähigkeiten, die Zukunft zu fühlen oder auch bei anderen Menschen Dinge aus der Vergangenheit zu spüren, die man sachlich überhaupt nicht wissen kann.

Bleiben wir aber zunächst einmal ganz beim Einfachen und Alltäglichen: der Erlebnisfähigkeit. Erleben können heißt gegenwärtig fühlen. Als Kinder haben wir es alle gekonnt. Dann haben wir immer mehr gelernt, unser Gefühl zu beherrschen, und dann ist diese Erlebnisfähigkeit oft ganz in den Hintergrund getreten.

34

Ich möchte Ihnen jetzt die Eutrophologie als eine Verhaltenstherapie vorstellen, mit der man mit einfachen und auch sehr angenehmen Methoden seine eigene Erlebnisfähigkeit wieder gestalten kann. Es bezieht sich hier keineswegs nur auf das Essen, sondern genauso auf die Erlebnisfähigkeit in der Liebe, in der Kunst und in der Natur.

Wie viel ist hier den meisten Menschen verlorengegangen? Bitte prüfen Sie sich auch einmal ganz nachdenklich und ernst, ob Sie nicht auch gelegentlich in Ihrem ganzen Tagesablauf daran kranken, daß Sie nicht unmittelbar erleben können. Erlebnisfähigkeit ist mehr als nur die Aufnahme von äußeren Gegebenheiten und Realitäten, von Farbton oder Geruchsreflexen. Erlebnisfähigkeit ist die Fähigkeit, ohne bewußte Reflektion Menschen, Dinge, Kunstwerke o.a. einfach auf sich wirken zu lassen und mit allen Sinnesorganen gewissermaßen gleichzeitig in sich aufzunehmen. Hier — im Hintergrund der eigenen Seele — gibt es eine Reaktion, die gut tut und sogar glücklich machen kann, die aber auch, je nach Eigenart, andere Gefühlselemente wie Trauer, Angst oder Abwehr auslösen kann. Erlebnisfähigkeit ist nicht immer angenehm, aber echt, und kann uns bei auch nur einigermaßen gegebener Aufgeschlossenheit einen Einblick in den Hintergrund des Erlebten gewähren.

Wenn natürlich bei der Verhaltenstherapie Eutrophologie die Erlebnisfähigkeit der Sinnesnerven beim Essen im Vordergrund steht, so hat es deswegen keine Ausschließlichkeit. Der Sinn der Verhaltenstherapie ist, gegebene Fähigkeiten zu üben und positiv wirksam werden zu lassen. Wer in der Eutrophologie seine Sinnesorgane einmal anspricht und übt, wird sie in allen Situationen des Lebens immer mehr zur Verfügung haben.

Darüber hinaus sahen wir in den vorher betrachteten Situationen des Menschen, wie wichtig es ist, die eigene Gefühlswelt einmal ernst zu nehmen, und in dieser Richtung gewinnt die Verhaltenstherapie Eutrophologie eine ganz zentrale Bedeutung und Kraft.

Dabei ergeben sich für die praktische Gestaltung dieser Verhaltenstherapie Eutrophologie 6 verschiedene, teilweise zeitlich aufeinander folgende Perspektiven und Grundeinstellungen, die aber natürlich auch sehr ineinandergreifen.

1. Die Phase der Vorbereitung

Ein Essen, eine Mahlzeit, ein gemeinsamer Eßtisch — über die Fakten der Gemeinschaftsverpflegung werde ich später sprechen — muß vorbereitet werden. Dabei geht es aber nicht nur um die rein materielle Vorbereitung des Essens, die Zubereitung, die Auswahl verschiedener Nahrungsmittel, die Tischgestaltung u.a. — sondern hier aus unserer Sicht vor allem um die seelische Einstellung.

Wer das Essen zubereitet, sollte auch schon immer die ganze Gestaltung mit im Auge behalten und die Punkte, die im Späteren jetzt noch dargestellt werden, gewissermaßen künstlerisch gestaltend vorwegnehmen und in die Vorbereitung einbeziehen. Dabei ergeben sich ganz grundätzliche Probleme der Raumgestaltung, der Beleuchtung, der Tischgestaltung und dann vor allem der Speisengestaltung. Speisen sollen angenehm riechen, sollen sich gut ansehen lassen, aber auch in ihrer Konsistenz gut zerteilen, in den Mund nehmen und kauen lassen.

Die 2. Phase ist die Umschaltung von der ergotropen zur trophotropen vegetativen Steuerung. Früher sprach man dazu ein Tischgebet, und es ist durchaus einmal zu erwägen, wie schön es doch eigentlich ist, einmal ganz einfach „danke" zu sagen. Aber man braucht gar nicht immer an die große Glocke zu schlagen. Auch ein einfaches gutes Wort, einer Betonung der Bezogenheit, mit einem sich reihum die Hände geben und damit einen Kreis bilden oder 15. Sekunden schweigen, können eine derartige Umschaltung bewirken.

Sehr gut kann es auch helfen, hier einmal einen nachdenklichen Witz oder eine lustige Geschichte zu erzählen.

Beispiel:

Ein Sultan hatte einen langen Traum. Am Morgen ließ er seinen Hoftraumdeuter kommen und erzählte ihm diesen Traum. Der Traumdeuter dachte lange nach und sagte dann:" Großer Sultan, das ist ein schlimmer Traum. Du hast geträumt, daß Du Deine Zähne verlieren wirst und das bedeutet, daß alle Deine Angehörigen nacheinander sterben werden, und Du wirst ihren Tod erleben. Das ist ein sehr böser Traum."

Der Sultan war darüber sehr erregt und ließ seinen Großwesir kommen. Der mußte dem Traumdeuter eine Prügelstrafe verordnen, und er wurde ins Gefängnis gesteckt.

Der Sultan ließ den nächsten Traumdeuter kommen, und der hörte sich den Traum mit den ausgefallenen Zähnen auch an. Dann lächelte er weise und sagte: „Großer Sultan, ich kann Dich nur beglückwünschen. Du hast einen wunderbar weisen Traum gehabt und der Traum besagt, daß Du bei guter Gesundheit alle Deine Angehörigen überleben wirst." Der Sultan war sehr glücklich und schenkte dem Traumdeuter einen Beutel Gold.

Als dieser den Palast verließ, ging er an dem Fenster des Gefängnisses vorbei, wo wimmernd der erste Traumdeuter seine Schläge verdaute. Er rief den ihm bekannten anderen Traumdeuter an das Gitterfenster und fragte, wie er denn diesen Traum gedeutet hätte. Dieser erzählte es ihm und nun sagte der arme Geprügelte: „Ja, Du hast ja doch genau dasselbe gesagt wie ich!" „Ja, natürlich, aber es kommt doch immer darauf an, wie man etwas sagt!"

Oder: 3 Jungen streiten sich über die Bedeutung ihrer jeweiligen Onkel. Der 1. sagt: „Mein Onkel ist der allergrößte, er ist Pastor und wenn die Leute über die Straße gehen, verbeugen sie sich tief und sagen: ‚Guten Tag, Hochwürden!'". Da lächelt der 2. Junge und sagt:" Das ist doch gar nichts. Mein Onkel ist Kardinal und wenn der über die Straße geht, bleiben die Leute stehen und verbeugen sich noch tiefer und sagen Eminenz zu ihm. Das ist wirklich der tollste Onkel!" Da lächelt der 3. Junge überlegen und sagt:„Das ist alles gar nichts. Mein Onkel wiegt 150 kg und wenn er über die Straße geht, bleiben die Leute stehen, reißen den Mund auf und sagen: ‚Du allmächtiger Gott!'"

Es ließe sich ein ganzes Buch mit derartigen Umschaltmöglichkeiten und Erzählungen von der Ergotropie zur Trophotropie darstellen. Wichtig ist aber vor allem, eine deutliche Zäsur zu der bisherigen Einstellung des Tages zu schaffen.Es muß eine Atmosphäre geschaffen werden, in der nun nicht Aggressionen oder Spannungen losgelassen werden, was zumeist der Fall ist. Hier am Eßtisch sollen nicht die schlechten Zensuren der Kinder besprochen werden, auch nicht Ärger im Beruf, auch nicht Spannungen mit den Nachbarn, sondern hier ist einfach eine geheiligte Atmosphäre des Friedens, der Freundschaft und der guten Bezogenheit. Es kommt darauf an, bewußt einmal den ganzen Wirbel des Alltags hinter sich zu lassen und das geht auch den Menschen an, der nicht in Gesellschaft der Familie oder mit Freunden, sondern alleine ißt. Auch für ihn wäre es wichtig, einmal aus einem entsprechenden Buch eine kleine Erzählung oder einen lustigen Witz zu lesen, um sich abzulenken.

Der 3. Faktor der Verhaltenstherapie Eutrophologie ist die Frage des Appetits. Ich habe Ihnen schon oben einiges dazu gesagt, aber hier wird es nun zu einem praktischen Problem. Wer für sich alleine ißt oder mit einem Partner oder in ganz kleinem Kreise das Essen einnimmt, ist hier natürlich im Vorteil. Er kann bestimmen und aussuchen, was er essen möchte, kann in der Vorbereitung schon seine Einstellung bekannt geben und hier ergibt sich eine ganz besondere Möglichkeit in der Partnerschaftsbezogenheit in Richtung auf gemeinsames Fühlen. Sie sollten sich ruhig einmal die Zeit nehmen, schon am Vortage oder irgendwann einmal am Tage über die Speisefolge des heutigen oder auch des nächsten Tages nachzudenken und sich dabei immer selbst zu prüfen: worauf habe ich eigentlich Appetit?

Wir sind alle viel zu sehr gewohnt, einfach das zu essen, was uns vorgesetzt wird. Bei den meisten Menschen klingt noch aus der Kindheit im Hintergrund der diktatorische Spruch in den Ohren: was auf den Tisch kommt, wird gegessen! Dieser Spruch hat schon viel Unheil angerichtet und ist oftmals auch zur Wurzel von Krankheiten geworden; doch darüber später.

Es ist so außerordentlich wichtig, sich einmal entweder für sich alleine oder wenn möglich auch gemeinsam die paar Minuten Zeit zu nehmen, über den eigenen Appetit nachzudenken und sich selbst zu fragen: was würde ich eigentlich gerne essen? Hier fängt das Ernstnehmen der eigenen Gefühlswelt ganz zentral an, und diese verhaltenstherapeutische Übung ist von höchster Bedeutung. Hierauf sollte auch der Gastgeber oder der Essensgestalter Rücksicht nehmen. Gerade wenn mehrere unterschiedliche Menschen am Tisch sind, die sich vorher nicht verständigen können und die auch keine Wünsche äußern können, ist es gut, eine Wahlmöglichkeit zu schaffen, sei es in einem kleinen Salatbuffet, in verschiedenen Saucen für die Salate oder in einer kleinen Auswahl des Nachtisches.

Beim Frühstück ist es einfach, mit einer kleinen Auswahl von 2 oder 3 verschiedenen Marmeladen oder Honig, mit 2 oder 3 verschiedenen Sorten Brot oder Brötchen, mit etwas Wurst oder Käse schon den Tag mit dem Appell an den eigenen Appetit einzuleiten. Hier fängt das Ernstnehmen der eigenen Gefühlswelt wirklich an und muß gerade in dieser Sicht der verhaltenstherapeutischen Arbeit auch ausgewertet werden.

Wie richtungsweisend der Appetit gerade auch bei Krankheiten sein kann, habe ich schon erwähnt. Es kommt aber darauf an, den Appetit auch zu schulen und die Verbindung mit der Reflektion in das Bewußtsein herzustellen. Wie oft leben wir in einer dumpfen Welt der Appetitlosigkeit, ohne eigentliche richtungsgebende Impulse.

Appetit ist etwas anderes als der Hunger, obwohl er damit natürlich vergesellschaftet ist. Der Hunger ist der beste Koch, aber das darf nur in Notzeiten bedeuten, daß der Appetit völlig in den Hintergrund gedrängt wird. Hunger kann durch den Appetit erst wirklich schön werden und zu einem reichen Genuß die Grundlage bieten. Etwas Hunger gehört auch schon mit dazu, weil ein Völlegefühl natürlich den Appetit doch sehr abriegelt.

Aber auch leichte Emotionen können ausgesprochen appetitanregend wirken. Die bekannte Lieblingsfigur des Mecklenburg schen Heimatdichters Fritz Reuter war der berühmte „Onkel Bräsig". Der sagte etwa: wenn man sich nicht morgens etwas ärgert, hat man keinen Appetit zum Frühstück. Es muß aber ein begrenzter Ärger sein, etwa über einen Hofjungen oder über einen dummen Jungenstreich. Es darf kein tiefgreifender und ernster Ärger sein, sonst geht der Magen zu.

Das ist eine durchaus psychologisch fundierte Weisheit, aber auch positive Emotionalbewegungen und Erregungen wirken appetitfördernd. Dazu gehört die erwähnte Umschaltung vor dem Essen von der Ergotropie zur Trophotropie, aber in besonderen Situationen vielleicht doch eine kleine Liebeszuweisung, wenn man z.B. den Wunsch nach gutem Appetit mit dem Hinweis verbindet: ich habe Dich lieb!

In der 4. Stufe der Verhaltenstherapie Eutrophologie kommt es dann darauf an, einmal bewußt alle 5 Sinne einzusetzen. Das Schmecken dient nicht nur dem Wohlbehagen und dem Genuß, auch gerade das Auskosten verschiedener Geschmacksverbindungen — sauer mit süß, bitter mit herb-würzig — ja überhaupt die gesamte Palette der Gewürze kommt hier zur Wirkung. Hier wird das wichtig, was ich oben über die Erlebnisfähigkeit sagte. Erst die Aufgeschlossenheit aller 5 Sinne ermöglicht eine weite Erlebnisfähigkeit. Dazu gehört aber auch das „Gegenwärtigsein" und „Gegenwärtigfühlen". Dazu gehört auch vor allem eine gewisse Verinnerlichung und die läßt sich durch verschiedene Faktoren in der Raum- und Atmosphärengestaltung außerordentlich fördern. Darüber aber später.

Das Riechen ist dem Schmecken eng verwandt und wer einen Schnupfen hat, wird auch nicht richtig schmecken können. Das geht vorüber, aber die Geschmacklosigkeit kann zu einer sehr schweren Neurose werden und das ganze Leben beschatten.

Der Volksmund sagt: Ich hab'Dich zum Fressen gern", er sagt aber beim Riechen immer mit der Negation: „Ich kann Dich nicht riechen!" Warum ist gerade dieser Sinnesnerv in der Partnernschaftsbezogenheit so sehr belastet? Liegt hier nicht ein Erfahrungswert der Nichtachtung von Geruchssituationen zugrunde? Dabei ist doch gerade eine Milliardenindustrie aufgebaut, um den guten Geruch käuflich zu machen.

Aber auch die Augen wollen mitessen und hier kommt es auf die Kunst des Kochs und Essenbereiters an, ansprechende farbliche Zusammenhänge zu gestalten. Für die Erlebnisfähigkeit und vor allem für die Verhaltenstherapie Eutrophologie ist diese optische Situation des

Essens von höchster Bedeutung. Vor allem aber auch die Bekömm-
lichkeit des Essens, die ja die handgreiflichste Erfolgsform der Verhaltenstherapie ist, ist von dem optischen Eindruck genauso wie von
Geruch und Geschmack abhängig.

Das Essen muß man aber auch fühlen können. Es geht nicht so sehr
darum, hier die Konsistenz mit dem Finger zu erfühlen, als mit den
Zähnen und mit der Zunge. Je nach Art der Speisen ist eine gewisse
Festigkeit erwünscht oder unerwünscht. Es muß nicht immer alles auf
der Zunge zergehen. Auch ein Nuß zu knacken kann ein Wohlgefühl
vermitteln. Dazu müssen aber natürlich die Zähne einigermaßem in
Ordnung sein.

Nicht zuletzt ist dann der akustische Hintergrund von Bedeutung. Laute
und schrille Geräusche verhindern nicht nur die Erlebnisfähigkeit, nicht
nur die verhaltenstherapeutische Zuwendung zur eigenen Gefühlswelt,
sondern auch die gesamte Enzym- und Säfteproduktion. Ratsam ist
eine melodische, leicht rhythmische und leise Hintergrundmusik.
Schrille Töne und Dissonanzen, wie sie bei der modernen Popmusik
häufig sind, haben sich nicht als günstig für die Hinwendung zum eigenen Gefühl erwiesen. Psychologische Untersuchungen haben hier
auch gezeigt, daß die Diskothekmusik gerade von den jungen Menschen aufgesucht wird, die im Grunde Angst vor ihrem eigenen Gefühl
haben und dann in einem Stampfrhythmus noch den letzten Rest ihres
Gefühl zertreten.

Welche große Bedeutung gerade die musikalische Umrahmung einer Situation für das ganze Seelenleben hat, hat besonders die moderne Musiktherapie gezeigt. Ob aber amerikanische Untersuchungen,
die beweisen wollen, daß die klassische Musik von Händel bei Kühen
die beste Milchproduktion hervorruft, nachweisbar stichhaltig sind, ist
mir nicht bekannt.

Grundsätzlich sollen aber alle 5 Sinne gleichermaßen mitwirken, damit
der verhaltenstherapeutische Zielpunkt, der Hinwendung zur eigenen
Gefühlswelt, auch wirklich realisiert wird. Damit wird die ganze Essens-
gestaltung aber zugleich zu einer wirklich künstlerischen Aufgabe und

reicht weit über die reinen Funktionen des Kochs hinaus. Diese Fakten werden leider bei der üblichen gastronomischen Ausbildung nur zu leicht vergessen.

Die 5. Perspektive, die wir bei der Verhaltenstherapie Eutrophologie beachten müssen, ist die Wirkung des Umfeldes. Die Atmosphäre eines Eßraumes ist von vielen Faktoren abhängig. Dazu gehört zunächst natürlich die menschliche Situation. Hier muß als ungeschriebenes Gesetz die Ausnahme der affektiven Ruhigschaltung gewissermaßen im Raum stehen. Ärger, Spannungen, gestaute Aggressionen und Hemmungen, Ängste und Erwartungen müssen jetzt einmal ganz bewußt in den Hintergrund gestellt werden. Das ist eine außerordentlich wichtige Übung, die jeder Mensch gar nicht oft genug bei sich selber durchführen kann. Erst dadurch kann er eine sichere und gelassene Einstellung zu seiner eigenen Gefühlswelt finden und wird nicht zum Spielball gestauter Emotionen. Diese bewußte Arbeit an sich selbst und das Nachdenken darüber stellt auch ein sehr positives Thema des guten Tischgespräches dar.

Schwierig wird diese Frage natürlich beim sogenannten Arbeitsessen. Es wird ja immer mehr Mode, Politiker, Geschäftsfreunde und andere Problempersonen durch ein gutes Essen in eine emotional gelöste Stimmung zu bringen.

Es gehört heute schon zum Rüstzeug der alltäglichen Geschäfts- und Politikpraktik und sie wird immer mehr ausgedehnt und natürlich auch sogar vom Finanzamt berücksichtigt.

Hier liegen aber für unsere Perspektive der Verhaltenstherapie Eutrophologie ganz große Gefahren vor. Beim Arbeitsessen ist nämlich das Gefühl völlig in den Hintergrund gedrängt und hier entwickeln sich oft Krankheiten nicht nur bei Politikern, sondern auch bei deren Angehörigen, die ja oft dann gerade zur Auflockerung bei derartigen Arbeitsessen mitgenommen werden. Darüber wird später noch zu sprechen sein.

Für unser verhaltenstherapeutisches Thema Eutrophologie sind derartige Dinge ungeeignet, so wichtig sie gerade in der gezielten Ausnutzung einer emotionalen Auflockerung auch sein mögen.

Ein weiterer Faktor ist die Beleuchtung. Es hat sich gezeigt, daß eine gedämpfte warme Beleuchtung günstig für ein bekömmliches Essen ist. Dem widerspricht die Tatsache, daß in praktisch allen großen Hotels der First Class in den Speisesälen ein ganz grelles Licht besteht. Das sind sicherlich noch Erinnerungen an die Zeit, in der das Licht schwer herzustellen war und die riesigen Kronleuchter mit Kerzen einen ungeheueren Vermögenswert hatten. Trotzdem hinkt der Vergleich, denn auch das Licht von tausenden von lebendigen Kerzen ist wärmer als das grelle Licht der modernen Kronleuchter, das wir in den großen Sälen finden. Noch schlimmer ist natürlich das Neonlicht, das mit seiner Unruhe jegliche Atmosphäre zerstört.

Daß es sich aber gerade die teuersten Speisesäle leisten können, so gegen die einfachsten Gesetze der Eutrophologie zu verfahren beweist, daß hier doch ein Bedürfnis vorliegt. Das Bedürfnis gerade auch sehr vieler hochgestellter Menschen, die äußere Form und die Haltung, das Rollenspiel in den Vordergrund zu stellen und die eigene Gefühlswelt völlig zu unterdrücken, ist hier sicher maßgebend. Auch die Anwesenheit vieler Kellner, die in devoter Haltung ständig nur darauf warten nachzugießen, nachzureichen oder irgend einen Wunsch des Gastes ihm möglichst schon vom Munde abzulesen, stört jede gemütliche und warme Atmosphäre genauso wie das grelle Licht.

Die Krankheiten, die aus dieser Verdrängung der Gefühlswelt gerade in dieser Schicht der Manager immer mehr in den Vordergrund kommen — z.B. der Herzinfarkt — haben hier sicher ganz tiefe ursächliche Wurzeln. Das grelle Licht ist der Ausdruck der Gefühlsunterdrückung und kein Zeichen für Selbstvertrauen, sondern nur für Geltungsstreben.

Die weiteren Probleme der Tischgestaltung und Raumgestaltung sind außerordentlich vielfältig. Auch hier sollten persönliche Wünsche zumindest bei der eigenen Wohnung und Wohnungseinrichtung sehr ernsthaft erwogen und berücksichtigt werden. Farbwünsche sind im allgemeinen sehr individuell und sehr unterschiedlich und lassen sich nicht objektivieren. Grundsätzlich sollte nur beachtet werden, daß grelle Farben genauso wie grelle Musik die Atmosphäre belasten und daß die moderne Kunst sowohl in der Dissonanz der Musik als auch in der oft destruktiv wirkenden Optik hier viel Schaden anrichtet.

Überhaupt wird natürlich in Richtung auf Eutrophologie und schon gar auf Verhaltenstherapie bei der Zuwendung zum Gefühl in der Öffentlichkeit unendlicher Schaden angerichtet, der viel tiefer wirkt, als wir es bewußt nachweisen und berechnen können. Bekannt sind die schwierigen Situationen in Kantinen, in denen im allgemeinen ein scheußlicher Geruch, eine scheußliche Atmosphäre und eine Gehetztheit bestehen. Hier liegt ein weites Feld für Raumgestalter, die allerdings oft selbst keinen Geschmack haben oder gar nicht hinzugezogen werden. Mit einfachen Mitteln lassen sich hier zumeist ganz leicht atmosphärische Voraussetzungen schaffen, die außerordentlich günstig auch für die ganze Arbeitsleistung, aber vor allem für die Gesundheit der Arbeitnehmer wären. Aus Gedankenlosigkeit wird hier zumeist ein großer Schaden angerichtet. Gerade beim Kantinenessen könnte auch durch die optische Gestaltung und durch die Möglichkeit wenigstens eines Salatbufetts oder einer kleinen Auswahl mit einer einfachen kleinen Speisekarte ungeheurer Segen gestiftet werden. Aber auch die Gedanken der Eutrophologie sollten hier einmal in den Raum gestellt werden, sei es nur mit einer kleinen, möglichst lustig arrangierten Darstellung einiger Grundgedanken vielleicht in einer kleinen Tafel auf jedem Tisch oder in Wandsprüchen.

Die Gastronomie ist hier viel fortschrittlicher, einfach, weil sie schon aus der Konkurrenzsituation heraus dazu gezwungen ist. Hier sind die dargestellten Erfahrungen viel vernünftiger realisiert und trotzdem ist es immer wieder erschütternd, wieviele Menschen aus Gedankenlosigkeit geschmacklose Kneipen oder Abfütterungsstätten aufsuchen, obwohl sie kaum etwas dabei sparen. Wer einmal durch die verschiedenartigen Gastätten, nicht nur einer Großstadt, sondern auch in kleinen und kleinsten Städtchen, aufmerksam wandert, ist erschrocken, wie hier ganz deutlich immer wieder das Gefühl und alle Sinnesorgane verdrängt und mißachtet bis beleidigt werden.

Auf der anderen Seite nehmen aber doch die geschmackvollen Einrichtungen und eutrophologisch orientierten Gastronomiebetriebe immer mehr zu.

Auch bei Massenverpflegungen im Flugzeug oder im Speisewagen versucht man langsam, etwas vernünftiger vorzugehen. Gerade im Flugzeug wird aber immer wieder vergessen, wie sehr hier doch seelische Spannungen die Menschen belasten, die sie oftmals gar nicht so sehr bewußt merken. Eine gewisse Angst vorm Fliegen ist bei vielen Menschen deutlich ausgeprägt und zeigt sich dann im ganzen Verhalten. Hier könnte man durch anschauliche Erklärungen über das Bordmikrophon viel helfen. Diese Erklärungen sollten sich sowohl auf die Sicherheit der ganzen Flugeinrichtungen als auch auf die Wetterlage und vor allem aber auch auf die überflogenen Bereiche beziehen. Kleine, rhythmisch beruhigend wirkende Musikpassagen sind dabei auch von großer Bedeutung. Auch im Speisewagen könnte man eine Hintergrundmusik einführen und dabei wären auch Erzählungen oder kleine Geschichten, die möglichst mit der Landschaft, durch die man gerade reist, verbunden sind, von außerordentlich wesentlicher eutrophologischer Bedeutung. Mit einfachen Mitteln läßt sich oft eine gute Atmosphäre schaffen und die ist genauso wichtig wie die geschmackvolle und sinnnvolle Essenszubereitung.

Die technischen Möglichkeiten lassen dabei immer mehr Dinge zu, die früher gar nicht möglich waren. Im Flugzeug können nur relativ wenig Reisende aus dem Fenster sehen. Die Fernsehtechnik läßt es aber heute ohne weiteres zu, mit einfachen Geräten einen Blick in den überflogenen Raum zu vermitteln, den alle Mitreisenden verfolgen können. Auch dieses „Sehen-können" ist ein wichtiger Punkt der Eutrophologie. In der Wohnung sollte man den Speisetisch so stellen, daß keiner „in die Ecke guckt". Im Flugzeug könnte man die Optik technisch leicht erweitern. Im Speisewagen sind im allgemeinen von allen Mitreisenden alle Fenster gut durchschaubar. Aber der Gedanke, wohin der Essende beim Essen schaut, ist von großer Bedeutung für die gesamte Eutrophologie und für die Nutzung, Eröffnung und Erweiterung aller Sinnesorgane und Gefühlsmöglichkeiten.

Die 6. Perspektive der Eutrophologie ist dann die unterschiedliche Situation des Essens zu verschiedenen Tageszeiten. Welche Möglichkeiten gerade beim Frühstück liegen, durch eine ganz einfache kleine Auswahl verschiedener Angebote die Zuwendung zum eigenen Appetit und zu einer Geschmackswelt zu öffnen, zeigte ich schon. Der ganze Tageslauf läßt sich dadurch viel fröhlicher und aufgeschlossener gestalten; aber für die Frühstücksgestaltung ist dann noch ein Punkt wichtig: Es gibt sogenannte Morgenmuffel, also Menschen, die einfach erst Zeit brauchen, bis sie sich aus der Isolierung der Nacht herausfinden. Es ist aber sowohl eine Erziehungsfrage als auch eine Frage der eigenbezogenen Verhaltenstherapie, sich selbst hierbei einmal zu kontrollieren. So ein Muffelgesicht kann wirklich den Appetit verderben, und ein paar freundliche Worte können hier außerordentlich helfen. Der Muffel schadet sich ja nicht nur selbst, sondern auch seiner Umwelt. Beides sollte vermieden werden. Es wäre also ganz gut, vor dem Frühstück einmal einen kleinen Blick in den Spiegel zu tun auch und gerade, wenn man alleine für sich ißt.

Im Laufe des Tages macht jeder Mensch verschiedene Phasen der Wachheit oder Müdigkeit durch. Diese Phasen entsprechen den Schlafphasen, bei denen bekanntlich in einem Rhythmus von etwa 90 Minuten der Tiefschlaf mit besonderen Phasen der Erholung abwechselt. Diese Phasen wiederholen sich am Tage in der doppelten Frequenz, d.h., im Ablauf von 180 Minuten. In diesem Rhythmus wechseln Ermüdung und Aktivität.

Bei den allermeisten Menschen gibt es um die Mittagszeit eine Ermüdungsphase, und hier kann die Eutrophologie wirklich Wunder wirken. Es hat nämlich keinen Zweck, hier entgegenzuarbeiten, sondern ist es so wichtig, einmal ganz umzuschalten und von der ergotropen Phase auf die trophotrope Phase gesteuert zu werden. Dazu sind alle Methoden, die wir hier dargestellt haben, von größter Bedeutung, und die Atmosphäre sollte auf dieses Ruhebedürfnis Rücksicht nehmen. Wenn diese Ermüdungsphase in eine trophotrope Phase umgewandelt wird, dann kommt die Erholung ganz von selbst, und der einzelne Mensch braucht im allgemeinen nicht einmal mehr einen Mittagsschlaf, um wieder frisch zu sein.

Natürlich soll die Menge der Nahrungsaufnahme auch sinnvoll begrenzt werden. Die Verhaltenstherapie Eutrophologie soll ja gerade dazu führen, daß der Appetit und auch das ganze Essensgefühl ausgewogen geregelt werden. Dann wehrt sich der Körper schon gegen ein Übermaß, aber die Voraussetzung ist die Ausgewogenheit in der Essenssituation und die verhaltenstherapeutische Schulung der eigenen vegetativen Ausgewogenheit mit der Methode der Eutrophologie.

Auch das Abendessen fällt meistens in eine Ermüdungsphase, die der Umwandlung in die trophotrope Situation bedarf. Abends ist es aber meistens schon dunkel und hier wird der Raum mehr zur Atmosphäregestaltung hergerichtet werden müssen. Trotzdem sollte man die Möglichkeit, einen angenehmen Blick in den Abend oder in die Nacht zu gewähren, nicht außer acht lassen. Gerade in Großstadtwohnungen der oberen Etagen, aber auch in Landhäusern lassen sich hier oft wunderbare Möglichkeiten gestalten. Auch im Flugzeug oder in der Eisenbahn kann der Blick in die nächtliche Welt ein außerordentliches Erlebnis sein und die Erlebnisfähigkeit der Sinnesorgane anregen.

Mit dieser Darstellung sind natürlich noch keinesweges alle Möglichkeiten der Eutrophologie aufgezeichnet und ich möchte Sie, lieber Leser, bitten, nicht nur für sich selbst von den dargestellten Dingen eine Auswahl zu gestalten, die Ihnen gefällt und die Ihnen gemäß ist, sondern auch noch aus Ihrer eigenen Lebenssituation weiter mitzudenken und schöpferisch und gestalterisch Ihre eigene Lebenssituation auch im Sinne einer Verhaltenstherapie Eutrophologie auszubauen.

Nur zu leicht verdrängen wir störende Elemente wie z.B. Hektik in einem Restaurant, akustische Unruhe, schlechte Gerüche, spannungsgeladene Luft und viele andere Dinge und nehmen sie überhaupt nicht wahr. Oft können wir sie nicht ändern, müssen uns aber dann wenigstens davon versuchen zu distanzieren und sie bewußt beiseite zu schieben, weil sie sonst in das Unbewußte reichen und hier Spannungen erzeugen, die wir dann erst merken, wenn sie uns selber quälen. Eutrophologie ist eine gestaltende und schöpferische Verhaltenstherapie zum eigenen Selbstvertrauen.

V. Kapitel

Krankheiten und Symptome sind oft Notsignale der gestauten und verdrängten Gefühlsbereiche

Eine besondere Bedeutung gewinnt die Eutrophologie und die daraus entwickelte Verhaltenstherapie in den Krankenhäusern und vor allem hier natürlich in der Krankenhausverpflegung. Es gibt für jede Krankheit, genau wie für jeden Menschen, grundsätzlich 3 verschiedene Aspekte:

1. Die Krankheit, also der anatomisch-physiologische Aspekt der Veränderung der Organe oder Organleistungen. Hier handelt es sich um weitgehend greifbare berechenbare und diagnostisch erkennbare Bereiche und Störungen, die eine besondere Behandlung erfordern. Dieser Aspekt umfaßt nicht nur die sogenannte Schulmedizin, sondern weitgehend auch die natur-gemäßen Heilweisen und viele primär symptombezogene Krankheitsbehandlungen, wozu auch zu einem Teil die Psychotherapie gehört. Dieser Therapieaspekt ist außerordentlich wichtig und bildet die Grundlagen der Chirurgie, der medikamentösen inneren Medizin und praktisch aller anderen Fachrichtungen.

2. der menschlich-psychologische Aspekt, der die Wurzeln der meisten Krankheiten in Spannungen aus Konflikten und Lebensschwierigkeiten sieht. Hier sollte man natürlich versuchen, durch Gespräche und nachdenkliche Betrachtungen eine gewisse Ordnung in den Hintergrund des menschlichen Lebens zu bringen. Dabei wird aber fast immer offenbar, daß die meisten Konflikte und Lebenschwierigkeiten sich nicht lösen lassen, sondern Ausdruck einer im Unbewußten liegenden Spannung sind. Wir Menschen reifen nun einmal im wesentlichen nur in Konflikten und Spannungen und müssen auch lernen, durch sie hindurchzugehen. Trotzdem ist auch dieser Aspekt des Menschen- und Krankheitsgeschehens von großer therapeutischer Wichtigkeit.

3. Der Aspekt, den wir hier aus der Perspektive der Eutrophologie dargestellt haben: die Dynamik der destruktiven Erscheinung von der

48

Angst bis zur Depression und ihrer Folgeerscheinungen vom Krampf bis zum Zwang liegt in der im Unbewußten gestauten Gefühlswelt und hier ist der Ansatzpunkt der sogenannten bionomen oder dymanischen Psychotherapie mit Hypnose, Autogenem Training, Musiktherapie, Kreativtherapie, Sensitivtherapie und ähnlichen vorwiegend nonverbalen und emotional bezogenen Behandlungsformen. Damit kann man aus der Tiefe des Unbewußten ein eigenes Selbstvertrauen aufbauen und die aggressive und autoaggressive, destruktive und zerstörerische Dynamik der Stauung lösen. Hierzu gehört auch die hier cargestellte Form der Verhaltenstherapie Eutrophologie.

In der Krankenhausbehandlung sollten möglichst alle Aspekte zur Geltung und zur therapeutischen Anwendung kommen. Leider ist es aber in der Tatsache meistens anders und hier wäre ein großer Bereich für die Verhaltenstherapie Eutrophologie, den Heilungsprozeß erheblich zu unterstützen und zu fördern.

Leider ist es meistens so, daß das Essen zwar fachlich und sachlich diätetisch auf die jeweilige Krankheit abgestimmt ist, aber daß die Grundgesetze der Eutrophologie, die wir im vorigen Kapitel aufgestellt haben, überhaupt nicht beachtet werden.

Dabei wäre es bei der heutigen technischen Einrichtung aller Krankenhäuser eigentlich ein leichtes, über die Kopfhörer mit einer kleinen Erzählung die Umschaltung von der ergotropen Stufe zur trophotropen Verhaltensweise durchzuführen. Eine kleine Erzählung, ein Witz oder auch ein nachdenklicher Hinweis auf die Bedeutung der Eutrophologie könnte hier ganz wunderbare Reaktionen auslösen. Auch eine entsprechende gedämpfte Hintergrundmusik könnte über die Kopfhörer in der Essenszeit erfolgen.

Eine kleine Blume auf dem Tablett und eine nette Anordnung der Speisen läßt sich ohne großen Arbeits- oder Kostenaufwand realisieren. Eine Anregung wäre vielleicht noch ein kleiner gedruckter Hinweis, der in ansprechend netter, etwas lustiger Form, vielleicht mit einer Tierfigur dargestellt und gedruckt auf jedes Tablett gestellt werden könnte.

Dazu ein Vorschlag:

7 Regeln zur Verhaltenstherapie Eutrophologie im Krankenhaus.

1. Krankheiten gleich welcher Art sind mit ihren Symptomen oftmals auch Notsignale einer im Unbewußten gestauten Gefühlswelt.

2. Der Aufenthalt im Krankenhaus gewährt durch den Abstand vom Alltag und die zwangsläufig notwendige Ruhigstellung des Körpers auch die Möglichkeit der Ruhigstellung und positiven Entwicklung der Seele.

3. Hier kann die Mahlzeit einmal zum Mittel werden, mit der eigenen Gefühlswelt wieder vertraut zu werden, die oft sehr weit weggeschoben und unterdrückt ist. Schmecken, Riechen, Sehen, Fühlen und dabei im Hintergrund noch eine angenehme Musik hören, eröffnet Wege zu einem Vertrautwerden mit der eigenen Gefühlswelt, an der wir im Alltag sehr oft vorbeigehen müssen.

4. Hier liegen im Unbewußten Kräfte des Selbstvertrauens und der inneren Ausgewogenheit, die wir gerade auch durch eine gezielte verhaltenstherapeutische Einstellung zum Essen Gestalt werden lassen können und die den Heilungsprozeß mit Sicherheit außerordentlich fördern.

5. Versuchen Sie einmal, sich jetzt ganz auf Ihre eigene Gefühlswelt, angefangen vom Schmecken, Riechen, Fühlen, Sehen und Hören einzustellen. Mit allen Fasern einfach einmal bekömmlich essen!

6. Ich möchte mich in mir selber wohl fühlen! Das ist ein wichtiger Schritt für die Heilung und vor allem auch für die Lösung von Schmerzen und Verkrampfungen, die mit jeder Behandlung leider oft verbunden sind.

7. Versuchen Sie jetzt einmal aus dieser Sicht, das vor Ihnen stehende Essen zu genießen und so viel Sie davon mögen für die Unterstützung des Heilungsprozesses in sich locker, aufgeschlossen und gelöst aufzunehmen. Der Appetit kommt beim Essen, wenn Sie sich selber einmal Raum geben und auch Ihre eigenen Gefühle einmal ernst nehmen. Das ist eine wichtige Voraussetzung für jeden Heilungsprozeß.

Das ist natürlich nur ein Vorschlag, der beliebig abgewandelt werden kann, aber in seinen Gedankengängen dem Grundprinzip der hier vorgetragenen Möglichkeiten folgen sollte. Dieser Aspekt könnte außerordentlich viel dazu beitragen, den Aufenthalt im Krankenhaus angenehmer zu gestalten und den Heilungsprozeß wirklich oft auch ursächlich zu fördern.

Viele Krankheiten sind Notsignale der gestauten und verdrängten Gefühlsbereiche im Unbewußten der Seele. Das sind nicht immer nur die Krankheiten, die wir als psychogen bezeichnen; hier ist dieser Zustand natürlich offensichtlich.

Gerade bei den heute immer mehr zunehmenden Krankheitsbildern der Anorexia nervosa — der nervösen Magersucht — oder der Bulimie — der Freß- und Fettsucht — aber auch bei den Verdauungsstörungen, der Colitis in der Form des Morbus Crohn oder der Colitis Ulcerosa zeigen sich enge Zusammenhänge zu einem gestörten Eßverhalten. Wenn, wie bei diesen Krankheitszuständen, die Einstellung zum Essen und zur Verdauung zwanghaft wird, so ist das im wesentlichen ein Ausdruck der Angst vor den eigenen Gefühlen. Hier sollte die Therapie ansetzen, aber der Weg zu der unbewußten Gefühlswelt ist oftmals so verbaut und blockiert und auf der anderen Seite die Intelligenz und Verstandeswelt so überwuchert, daß es außerordentlich schwer ist, hier einen Weg zu finden. Hier liegen auch die Ursachen für das Versagen einer zumeist völlig richtigen und gut gemeinten Psychotherapie: das, was wir im Verstand und im Bewußtsein sehen, ist noch lange nicht im unbewußten Hintergrund angekommen. Wir haben oft den schon geschilderten Fall erlebt, daß nach manchmal jahrelanger und jahrzehnte-langer Psychotherapie zwar völlig klar war, woher die Krankheiten stammten, aber diese waren unvermindert aktiv.

Hier kann gerade ein Weg über die unmittelbare Gefühlsreaktion ein „Verstehen im Unbewußten" wachsen lassen. Der Verstand steht diesem Weg im allgemeinen im Wege oder wie es Ludwig Klages, der Philosoph und Psychotherapeut, nannte: Der Geist ist ein Widersacher der Seele!

Beim Magengeschwür finden wir die mehr als symbolisch bildhafte Offenbarung, daß der Mensch anfängt, sich in sich selber aufzufressen. Die Schutzstoffe der Schleimhaut sind wegen mangelnder Durchblutung nicht mehr genügend produziert und dadurch nicht mehr in der Lage, die gleichzeitig von derselben Schleimhaut produzierten Verdauungssäfte und Enzyme abzuwehren. Wir erleben hier rein anatomisch-physiologisch dasselbe, was mit den Worten ganz einfach und plastisch ausgedrückt wird: Er frißt sich in sich selber auf.

Dahinter steht die schon eingehend beschriebene gestörte Ausgewogenheit zwischen Sympathikus und Parasymphatikus, zwischen Verstand und Gefühl und hier könnte die Verhaltenstherapie Eutrophologie eine ganz wunderbare Brücke schlagen.

Die gleiche Grundlage kann auch zur Ursache von vielen Kreislaufstörungen werden, die ja auch ganz überwiegend ihre Ursache in einer vegetativen Fehlsteuerung haben. Migräne und Verkrampfungen vielfältiger Art sind in ihrer ursächlichen Bezogenheit zu einem Gefühlsstau zumeist schon vordergründig deutlich erkennbar.

Hier möchte ich aber auf eine Gefahr hinweisen, die bei Ärzten genauso wie bei Patienten eine oft verheerende Rolle spielt: Die Überbewertung der Symptomatik. Bei einigermaßen genauer Untersuchung wird sich immer herausstellen, daß es eigentlich keine Krankheit gibt, die nur eine einzige zentrale Symptomatik hat. Bei jedem Magengeschwür, bei jeder Lungenentzündung, bei jeder Gallen- oder Nieren-erkrankung finden wir Begleitsymptome, die unter der Dominanz der zentralen Symptomatik immer wieder unbeachtet bleiben. Dazu gehören z.B. Kopfschmerzen, Schlaflosigkeit, Angst, Unruhezustände, Geschmackstörungen, Verdauungsstörungen und ein Symptom, das im allgemeinen völlig beiseite geschoben wird: die sogennante Berührungsangst.

Alles das sind Hinweise auf die im Hintergrund gestaute Gefühlswelt, die eine mehr oder weniger große Rolle auch bei der Entstehung der Hauptsymptomatik spielt. Diese Hinweise sind zugleich aber auch therapeutische Hinweise und können einen Einstieg in den unbewußten Hintergrund ermöglichen.

Die Schlaflosigkeit ist eine Angst vor dem Sich-fallen-lassen, dem „sich der eigenen unbewußten Gefühlswelt Hingeben."

Kopfschmerzen sind natürlich oft toxisch bedingt durch Medikamente oder andersweitig bedingte Vergiftungsstoffe im Blut. Zumeist aber sind sie Ausdruck einer übersteigerten Haltung und Selbstbeherrschung auf der Basis eines mangelnden Vertrauens zur eigenen Gefühlswelt.

Verdauungsstörungen können vielfältige Ursachen haben. Sehr oft spielt aber auch die ganze innere Gespanntheit und Abwehr vom eigenen Gefühl hier eine ganz große Rolle. Die Berührungsfurcht wird oftmals als Symptom überhaupt nicht bemerkt und wenn — dann auch nicht beachtet.

Jedem aufmerksamen Physiotherapeut sind diese Symptome nur zu bekannt. Er fühlt bei der Massage mit seinen eigenen Händen, wie sich oftmals hier unter den Händen etwas verkrampft, wie sich eine Abwehrhaltung bildet und gerade, wenn er versucht, sich in den anderen Körper hineinzufühlen, seine eigene Gefühlswelt gewissermaßen anbietet, um dem Patienten zu helfen, spürt er, wie sich hier etwas im Unterhautzellgewebe fühlbar verkrampft und eine Abwehrempfindung aufkommt. Hier greift die — im wahrsten Sinne des Wortes — „Be - handlung" in das zentrum der Problematik hinein: die Sehnsucht nach Wärme, Berührung und Geborgenheit und die Angst, die zugleich davor besteht. Diese sogenannte neurotische Ambivalenz kennzeichnet das Kranheitsbild außerordentlich vieler Menschen. Diese Symptomatik bietet aber auch zugleich eine therapeutische Einstiegsmöglichkeit, die immer wieder viel zu gering geschätzt wird. Mit dem eigenen Gefühl vertraut werden, das ist ein therapeutischer Faktor, der bei keiner Krankheit außer acht gelassen werden sollte.

Wir dürfen dabei aber auch nicht verkennen, daß wir alle — Ärzte und Patienten — oftmals das Symptom gebrauchen, um vor dem eigentlichen Hintergrund auszuweichen.

Ein Patient kam einmal zu einem Arzt und klagte über Nervenschmerzen. Der Arzt untersuchte ihn und sagte dann nach der Untersuchung:

Sie haben eine Neuralgie. Daraufhin war der Patient beruhigt und sagte dann: Das ist ja gut, dann weiß ich ja, was ich habe. Obwohl oder weil der Arzt nur ein anderes Wort für den Begriff Nervenschmerzen gebraucht hat.

Sehr oft versucht der Patient auch, den Arzt in die Rolle des Mitverschwörers hineinzumanipulieren: nicht wahr, wir beide sind uns einig, ich habe die und die Krankheit. Jetzt wird nur die und die Krankheit behandelt. Alles andere ist völlig uninteressant. Sie können mir Spritzen machen, Sie können mir Medikamente geben, Sie können mich massieren lassen oder in Bäder stecken. Es wird aber immer nur die Krankheit behandelt.

Damit hat der Patient aber nur einen Mitverschwörer gegen die eigene Gesundheit gewonnen, und die Krankheit und das Symptom sind Ausweichinseln, auf die man sich vor der eigenen Problematik der gestauten Gefühlswelt retten kann.

Die Angst oder die körperliche Reaktion der Berührungsfurcht, die depressiven Strömungen, die Unsicherheit, die Hemmung, ja die Einsamkeit und das Verlassenheitsgefühl sind jetzt nicht mehr von Bedeutung, sondern das Symptom hat allgemeines Übergewicht gewonnen und jetzt wird von allen Seiten nur auf das Symptom geschossen, das aber natürlich nicht verschwinden kann, weil es ja im tiefsten Grunde der Seele gebraucht wird.

Lieber Leser, jetzt komme ich endlich nach einer weiten Wanderung durch viele wissenschaftliche und nachdenkliche Betrachtungen zu Ihnen selbst zurück und ich hoffe, Sie haben sich etwas davon zu einer eigenen Selbstbetrachtung verleiten lassen. In uns allen stecken kleine oder größere Teile dieser Fehlverhaltensform drin, und wir leiden oft auch sehr darunter und suchen dann die Ursache ganz woanders. Ich habe das alles aber eigentlich nur erzählt, um Ihnen auch zu zeigen, wie wichtig es für jeden von uns ist, immer wieder den Weg zu seinem eigenen Selbstvertrauen — zum Vertrautwerden mit den eigenen Gefühlen zu suchen und wie schön dabei diese Möglichkeit einer Verhaltenstherapie über ein bekömmliches Essen eigentlich ist.

VI Kapitel

Die beste Einsicht nützt nichts, wenn sie nicht im Herzen ankommt.

Wir sind eigentlich damit beim Anfang wieder angelangt und haben einen sehr erfreulichen Kreis durchwandert. Wir fingen mit der Feststellung an, daß jede Wissenschaft eigentlich eine Zerstörung der Wirklichkeit ist und haben uns dann auf den Weg begeben, einmal die Wirklichkeit im Hintergrund des Unbewußten zu erspüren und ihr zu begegnen. Wir haben dabei aus der Erkenntnis der Zusammenhänge mit der Verdrängung und dem Gefühlsstau die Eutrophologie zu einer Verhaltenstherapie entwickelt und damit ganz besondere Möglichkeiten angeboten. Diese Verhaltenstherapie können Sie selbst bei sich durchführen. Sie können damit keinen Schaden anrichten, aber Sie werden doch sehr viele interessante Beobachtungen machen, was so alles dabei in Ihrer Seele vor sich geht. Das kann manchmal auch Verwirrung stiften, deswegen möchte ich Ihnen ein paar ganz einfache, kleine Leitsätze, gewissermaßen als Anhaltspunkte — an denen man sich etwas festhalten kann — für diesen Weg zu sich selbst mitgeben.

1. Ich möchte mich in mir selbst wohl fühlen. Ich möchte mir nicht selbst im Wege stehen mit irgendwelchen Vorstellungen, Hemmungen oder Wertigkeitseinordnungen. Ich möchte mich in mir selbst wohl fühlen: das ist ein bescheidener kleiner Anspruch an das Leben, aber doch von so entscheidender Wichtigkeit. Denn was nützt mir alles, was ich erreiche und schaffe, wenn ich mich ganz alleine für mich in mir selbst nicht wohl fühle?

2. Ich muß immer wieder bei mir selbst anfangen. Es gibt keine objektiv großen und kleinen Belastungen, Schmerzen oder Ängste. Alles ist so groß wie ich es nehme. Wenn ich am Boden liege, ist ein Maulwurfshügel für mich ein Riesengebirge, aber wenn ich fest mit beiden Beinen auf dem festen Boden stehe, kann ich ruhig darüber hinweggehen.

3. Probleme und Konflikte gehören zum Leben. Probleme und Konflikte kann man nur selten und nur bedingt lösen; dabei ist wichtig, durch

sie hindurch zu wandern und an ihnen zu reifen. Die wichtige Frage ist aber immer nur, ob ich Probleme habe oder ob die Probleme und Konflikte mich haben. Wenn das der Fall ist, dann muß ich erst einmal bei mir selbst anfangen.

4. Selbstwertgefühl und Selbstbewußtsein sind wichtige Faktoren, aber sie führen nicht weiter und können mir im Grunde genommen nicht helfen, wenn ich nicht mit mir selbst vertraut bin, wenn ich nicht Achtung vor den weiten Bereichen meiner unbewußten und leider oft verdrängten Gefühle finde.

5. Und letztlich kann man diesen folgenden Gedanken auch ruhig als Gebet sprechen: Herr, gib mir die Demut zu tragen, was ich nicht ändern kann. Herr, gibt mir den Mut zu ändern, was ich ändern kann und Herr, gib mir die Weisheit, beides zu unterscheiden.

Stichwortverzeichnis